Hossein Shahoon
Seyed Masoud Sajedi

Fundamentos da Osteologia

Hossein Shahoon
Seyed Masoud Sajedi

Fundamentos da Osteologia

ScienciaScripts

Imprint

Cover image: www.ingimage.com

This book is a translation from the original published under ISBN 978-620-6-77209-5.

Publisher:
Sciencia Scripts
is a trademark of
Dodo Books Indian Ocean Ltd. and OmniScriptum S.R.L publishing group

120 High Road, East Finchley, London, N2 9ED, United Kingdom
Str. Armeneasca 28/1, office 1, Chisinau MD-2012, Republic of Moldova, Europe
Printed at: see last page
ISBN: 978-620-7-86930-5

Fundamentos da Osteologia

Por

Dr. Hossein Shahoon

Professor Associado, Departamento de Cirurgia Oral e Maxilofacial, Faculdade de Medicina Dentária, Universidade Shahed, Teerão, Irão

ORCIDs: https://orcid.org/0000-0001-8599-9279

Dr. Seyed Masoud Sajedi

Professor Assistente, Departamento de Medicina Oral e Maxilofacial, Faculdade de Medicina Dentária, Universidade Shahed, Teerão, Irão

https://orcid.org/0000-0002-8081-2062

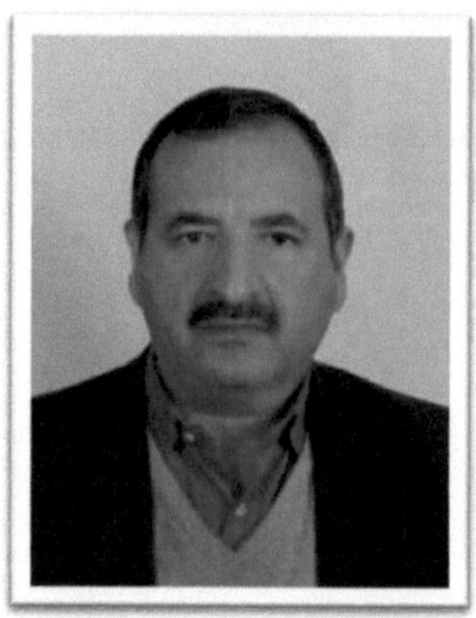

Dr. Hossein Shahoon

Professor Associado, Departamento de Cirurgia Oral e Maxilofacial, Faculdade de Medicina Dentária, Universidade Shahed, Teerão, Irão

ORCIDs: https://orcid.org/0000-0001-8599-9279

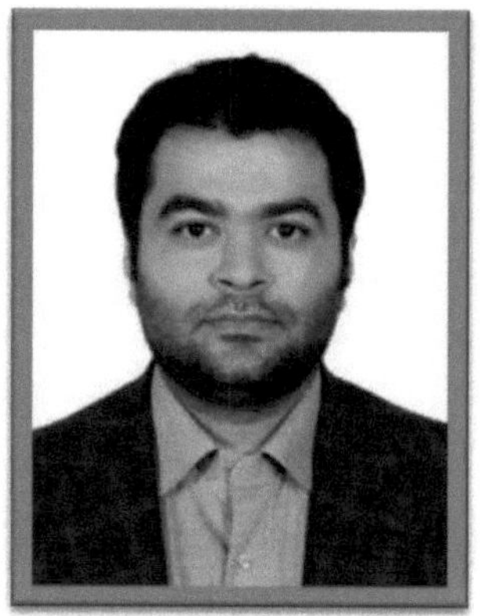

Dr. Seyed Masoud Sajedi

Professor Assistente, Departamento de Medicina Oral e Maxilofacial, Faculdade de Medicina Dentária, Universidade Shahed, Teerão, Irão

https://orcid.org/0000-0002-8081-2062

Dedicado aos Anjos Misericordiosos que:

O senhor dos mundos, que começou a guiar os seus servos com o ensinamento da pena.

Os meus pais, cuja presença é para mim uma coroa de honra e cujo nome é a razão da minha existência, porque estas duas existências, depois do Senhor, foram a fonte da minha existência, pegaram na minha mão e ensinaram-me a caminhar neste vale cheio de altos e baixos.

Conteúdo

Células ósseas 5
Matriz óssea 11
Periósteo e Endósteo 15
Tipos de ossos 17
Tecido ósseo primário 20
Tecido ósseo secundário 22
Histogénese 27
Mecanismos de calcificação 33
Crescimento e remodelação óssea 35
Reparação da fratura 37
Estrutura interna dos ossos 39
Papel Metabólico do Tecido Ósseo 41
O efeito das deficiências nutricionais no tecido ósseo 44
Tumores ósseos 47
Engenharia de tecidos 60
Biomateriais para aplicações de engenharia de tecidos 65
Nano tecnologia e engenharia de tecidos 74
Enxerto ósseo autógeno 83
Aloenxertos 98
Xenoenxertos 127
Materiais aloplásticos 130
Imunologia de transplantes 149
Uma breve história das BMPs 162
Receptores BMP 165
Referências 171

Capítulo 1

Células ósseas

PARTE I: Histologia do tecido ósseo

Células ósseas

Depois da transfusão de sangue, o enxerto ósseo é a operação mais comum que é efectuada diariamente. A familiaridade com a histologia celular e molecular e a anatomia dos ossos humanos é essencial para a utilização deste tecido. O tecido ósseo, como componente do esqueleto adulto, suporta as estruturas musculares do corpo e protege elementos importantes como o coração, os pulmões e o cérebro, e alberga a medula óssea. O osso é considerado como um reservatório de cálcio, fosfato e outros iões que podem ser armazenados ou libertados de forma controlada para que o seu equilíbrio seja estabelecido no corpo. A função mecânica e metabólica deste tecido depende do seu componente mineral.

Osteoblastos

Os osteoblastos são responsáveis pela construção dos componentes orgânicos da matriz óssea (colagénio tipo I, proteoglicanos e glicoproteínas). A deposição de componentes ósseos inorgânicos também depende da presença de osteoblastos vivos. Estas células estão localizadas lado a lado apenas nas superfícies do tecido ósseo, de tal forma que são simplificadas como epitélio. Quando estas células estão ativamente empenhadas na produção da matriz, encontram uma forma cúbica com cilindros e citoplasma basófilo. Quando a atividade de produção diminui, estas células tornam-se achatadas e o citoplasma basófilo diminui. Alguns osteoblastos são gradualmente rodeados pela matriz recém-formada e transformam-se em osteócitos. Durante este processo, forma-se um espaço chamado lacuna, que é ocupado extracelularmente.

Enquanto constroem a matriz, os osteoblastos têm detalhes estruturais que são encontrados em células que produzem ativamente proteínas para exportação. Os osteoblastos são células polares. Os componentes da matriz são segregados na superfície da célula, que está em contacto com a matriz óssea mais antiga. Desta forma, forma-se uma nova camada de matriz (mas ainda não calcificada) - denominada osteoide - entre a camada de osteoblastos e o osso pré-formado. O processo de aposição óssea é então completado pela deposição de sais de cálcio no osso recém-formado.

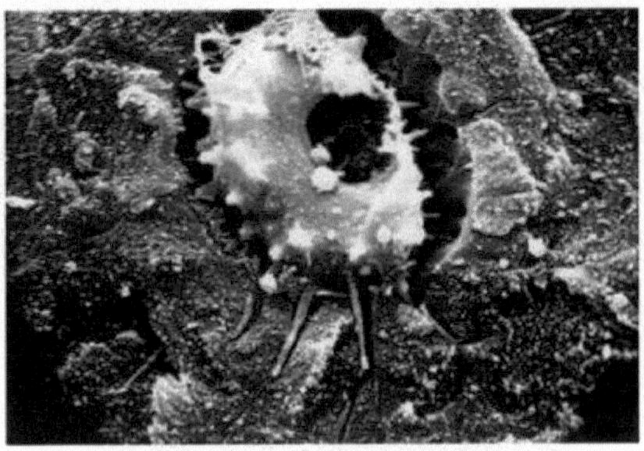

Figura 1. Osteoblasto (5520×)

Osteócitos

Os osteócitos derivados dos osteoblastos estão localizados nas lacunas entre as lâminas da matriz. Apenas um osteócito é encontrado em cada lacuna. Os canalículos finos dos cilindros contêm extras citoplasmáticos de osteócitos. Os apêndices das células adjacentes estão em contacto uns com os outros através de junções de hiato, e as moléculas chegam de uma célula para outra desta forma. Algumas trocas moleculares também são efectuadas através de uma pequena quantidade de material extracelular entre os osteócitos (e os seus extras) e a matriz óssea. As trocas recentes podem alimentar uma cadeia constituída por cerca de 15 células. Em comparação com os osteoblastos, os osteócitos largos, de forma amendoada, têm um retículo endoplasmático rugoso e muito menos aparelho de Golgi, e uma cromatina nuclear mais densa. Estas células estão ativamente envolvidas na manutenção da matriz óssea. Após a morte dos osteócitos, a matriz é absorvida.

Utilização médica

O antibiótico tetraciclina fluoresceína interage com a matriz óssea mineralizada recentemente depositada. Com base neste facto, foi concebido um método para medir a taxa de renovação óssea - um parâmetro importante no estudo do crescimento ósseo e no diagnóstico de doenças relacionadas. A tetraciclina é prescrita duas vezes aos doentes com um intervalo de 5 dias entre as injecções. Em seguida, é efectuada uma biopsia óssea e as secções preparadas são estudadas com um microscópio fluorescente. A distância entre duas camadas fluorescentes é proporcional à quantidade de conversão óssea. Este método tem importância diagnóstica em doenças como a osteomalácia, em que a mineralização é prejudicada, e a osteíte por fibrose cística, em que o aumento da atividade osteoclástica leva à remoção da matriz óssea e à degeneração fibrosa.

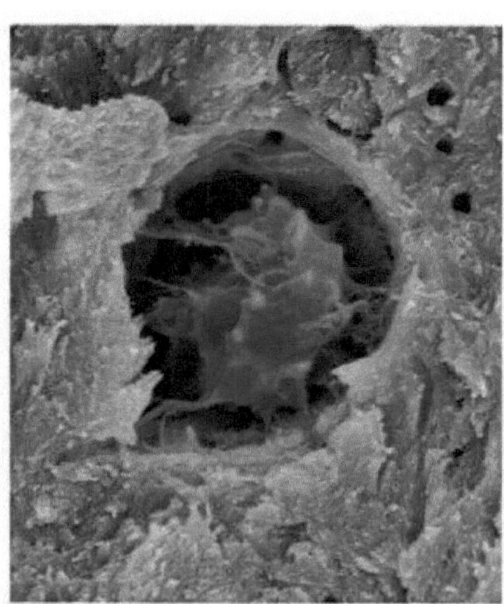

Figura 2. Osteócito (2000×)

Osteoclastos

Os osteoclastos são células muito grandes, móveis e ramificadas. As partes expandidas do corpo celular têm 5 a 50 ou mais núcleos. Nas áreas onde há reabsorção óssea, os osteoclastos estão localizados em depressões na matriz (que foram pintadas pelo método da enzima negra) chamadas lacunas de Howship. Os osteoclastos são formados a partir das junções de células derivadas da medula óssea.

Nos osteoclastos activos, a matriz óssea localizada na superfície é enrugada em projecções irregulares e frequentemente ramificadas, formando um bordo irregular e desigual (bordo rugoso). À volta do bordo irregular, uma área citoplasmática - zona clara - (diz-se que não tem organelos, mas é rica em filamentos de actina. Esta zona é a zona de adesão do osteoclasto à matriz óssea e cria um pequeno ambiente para a absorção do osso. O osteoclasto segrega colagenase e outras enzimas e bombeia protões para uma cavidade subcelular (o pequeno microambiente acima mencionado) e, desta forma, provoca a digestão localizada (concentrada) do colagénio e a dissolução dos cristais de sais de cálcio. A atividade dos osteoclastos é inibida por citocinas (pequenas proteínas sinalizadoras que actuam como mediadores locais) e hormonas. Os osteoclastos têm receptores para a calcitonina (uma hormona da tiroide), mas não para a hormona paratiroide. Mas os osteoblastos têm receptores para a hormona paratiroide e, quando são estimulados por estas hormonas, produzem uma citocina chamada fator estimulante dos osteoclastos. O bordo irregular está relacionado com a atividade dos osteoclastos.

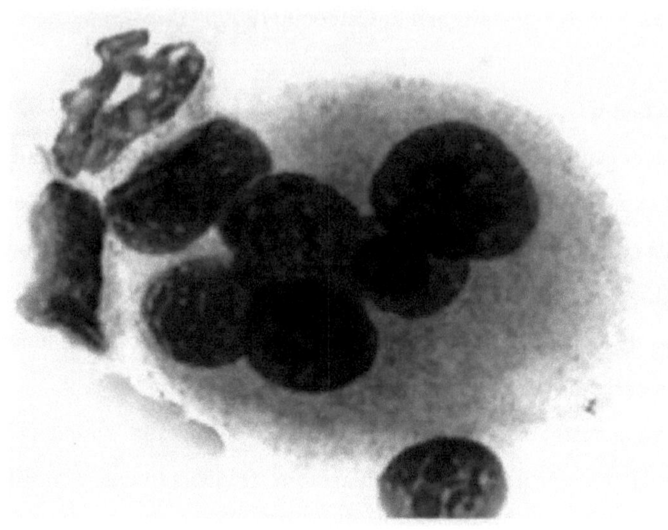

Figura 3. Osteoclastos

Capítulo 2

Matriz óssea

A matéria inorgânica constitui cerca de 50% do peso seco da matriz óssea. O cálcio e o fósforo são especialmente abundantes na matriz, mas também foram encontrados bicarbonato, citrato, magnésio, potássio e sódio. Estudos de difração de raios X mostraram que o cálcio e o fósforo formam cristais de hidroxiapatite com a composição química Ca_{10} (PO $)_{46}$ (O)H_2 . No entanto, estes cristais têm defeitos e não são semelhantes à hidroxiapatite encontrada nos minerais duros. Existem também quantidades significativas de fosfato de cálcio amorfo (não cristalino). No electro

Nas imagens microscópicas, os cristais de hidroxiapatite óssea parecem placas colocadas ao longo das fibras de colagénio, mas rodeadas pela substância fundamental. Os iões da superfície da hidroxiapatite são hidratados e forma-se uma camada de água e iões à volta do cristal. Esta camada, que é designada por crosta azul (hidratação em concha), facilita a troca de iões entre o cristal e os fluidos corporais.

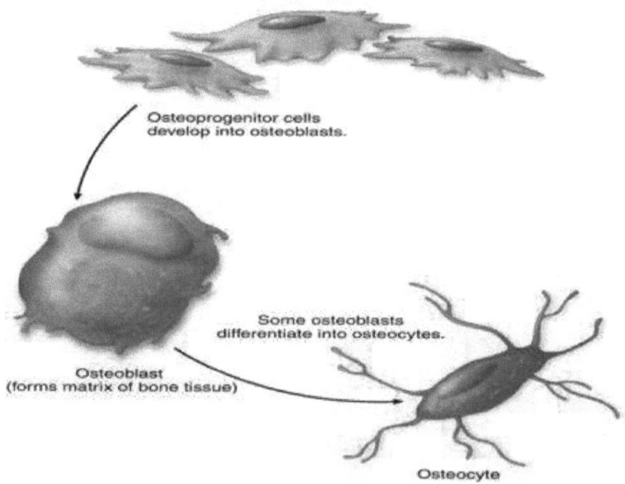

Figura 4. Osso denso e esponjoso

A matéria orgânica da matriz óssea inclui o colagénio de tipo I e a substância fundamental (que tem acumulações de proteoglicanos e várias glicoproteínas de uma estrutura especial). As glicoproteínas ósseas podem desempenhar um papel no avanço do processo de calcificação da matriz óssea. Outros tecidos que contêm colagénio de tipo I não são naturalmente calcificados e não possuem estas glicoproteínas.

Devido ao rico conteúdo de colagénio, liga-se aos corantes especiais dos fios de colagénio. A combinação de minerais e fibras de colagénio é responsável pela dureza e resistência do tecido ósseo. Quando um osso é descalcificado, a sua forma não se altera, mas torna-se elástico como um tendão. A remoção da matriz orgânica - que é principalmente de natureza colagénica - também não altera a forma original do osso, mas torna-o frágil e o osso é facilmente quebrado e esmagado quando movido.

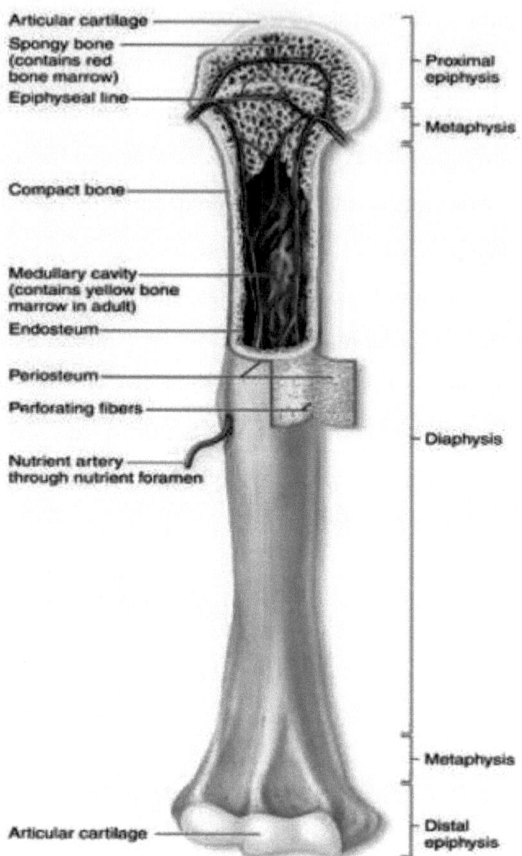

Figura 5. Esquema da estrutura do osso longo

Capítulo 3

Periósteo e Endósteo

Periósteo e endósteo

As superfícies interna e externa do osso estão cobertas por camadas de células formadoras de osso e de tecido conjuntivo denominadas periósteo e endósteo. O periósteo é constituído por uma camada exterior de fibras de colagénio e fibroblastos. As fibras pontiagudas penetram na matriz óssea e ligam o periósteo ao osso. A camada interna do periósteo, que é mais celular, é composta por células semelhantes a fibroblastos chamadas células osteoprogenitoras, que se podem dividir durante a mitose e diferenciar-se em osteoblastos. Os estudos absorvem timidina, que mais tarde mostra na autoradiografia que estas células, -H^3 , se encontram nos osteoblastos. Estas células desempenham um papel importante no crescimento e reparação óssea.

O endósteo cobre todas as cavidades internas do osso e é composto por uma única camada de células ancestrais do osso superficial e uma quantidade muito pequena de tecido conjuntivo. Por conseguinte, o endósteo é significativamente mais fino do que o periósteo. As principais funções do periósteo e do endósteo são nutrir o tecido ósseo e fornecer uma fonte contínua de novos osteoblastos para a reparação da perda óssea.

Capítulo 4

Tipos de ossos

Nos cortes transversais de aspeto geral (grosseiros) do osso, podem ser vistas áreas densas sem cavidades (osso compacto) e também áreas com múltiplas cavidades ligadas - osso esponjoso ou esponjoso (osso esponjoso ou esponjoso). Mas abaixo Microscopicamente, a estrutura histológica principal do osso compacto e as trabéculas que separam as cavidades do osso esponjoso são as mesmas. Nos ossos longos, as extremidades bulbosas da epífise (epífise) são constituídas por osso esponjoso coberto por uma fina camada de osso compacto. A parte cilíndrica (diáfise) é quase totalmente composta por osso compacto e existe uma pequena parte de osso esponjoso na sua superfície interna, em torno da cavidade da medula óssea. Os ossos curtos têm geralmente um eixo constituído por osso esponjoso, rodeado por osso compacto. Os ossos largos que constituem o crânio (calvária) são compostos por duas camadas de osso comprimido chamadas placas, que são separadas por uma camada de osso esponjoso chamada diploe.

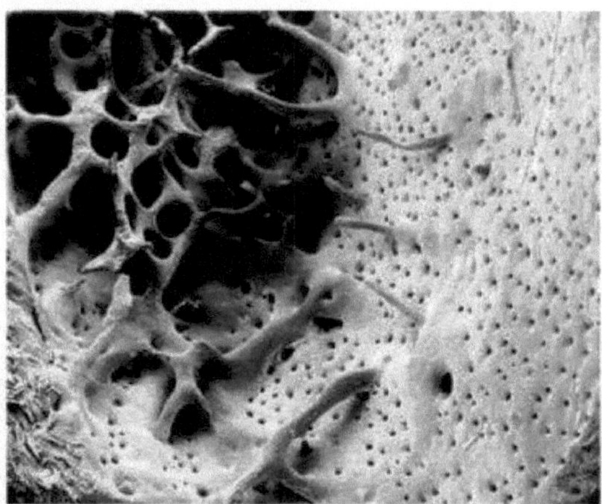

Figura 6. Osso denso e esponjoso

O estudo microscópico do osso mostra que existem dois tipos de osso: O osso primário, imaturo ou tecido (osso tecido), e o osso secundário, maduro ou lamelar. O osso primário é o primeiro tecido ósseo que se forma durante o desenvolvimento embrionário ou a reparação. Surgem fracturas ou outros processos de restauração. Este tecido é caracterizado pela colocação aleatória de fibras finas de colagénio, ao contrário da colocação regular de lâminas de colagénio no osso secundário.

Capítulo 5

Tecido ósseo primário

O tecido ósseo primário é normalmente temporário e é substituído por tecido ósseo secundário em adultos, exceto em partes limitadas do corpo, como a parte adjacente às suturas (ossos largos do crânio, cavidades dentárias e a ligação de alguns tendões ao osso). Para além da disposição irregular das fibras de colagénio, outras características do tecido ósseo primário incluem uma menor quantidade de substâncias minerais (a penetração da radiação X é mais fácil neste tecido) e a proporção de osteócitos é maior em comparação com o tecido ósseo secundário.

Capítulo 6

Tecido ósseo secundário

O osso secundário é um tipo de osso que se encontra normalmente nos adultos. Especificamente, as fibras de colagénio estão dispostas sob a forma de lâminas (com uma espessura de 3 a 7 micrómetros) que são paralelas umas às outras ou organizadas concentricamente em torno de um canal vascular. Um conjunto completo de lâminas ósseas concêntricas que possuem um canal contendo vasos sanguíneos, nervos e tecido conjuntivo que circunda a concha; é chamado de sistema Haversiano ou osteon. Entre as lâminas, ou por vezes no seu interior, encontram-se lacunas contendo osteócitos. Em cada lâmina, as fibras de colagénio são paralelas umas às outras.

À volta de cada sistema haversiano existe um depósito de uma substância amorfa chamada cemento (substância cimentante) que inclui a matriz mineralizada e uma pequena quantidade de fibras de colagénio. No osso compacto (por exemplo, na diáfise dos ossos longos), as lâminas têm uma organização especial que inclui sistemas haversianos, lâminas periféricas externas (Lamelas circunferenciais externas) e lâminas. As lâminas periféricas internas (Lamellae circumferential inner) e as lâminas intersticiais (Lamellae Interstitial). As lâminas periféricas internas circundam a cavidade da medula óssea e as lâminas periféricas externas localizam-se imediatamente no sub-periósteo. O número de lâminas periféricas externas é superior ao das internas.

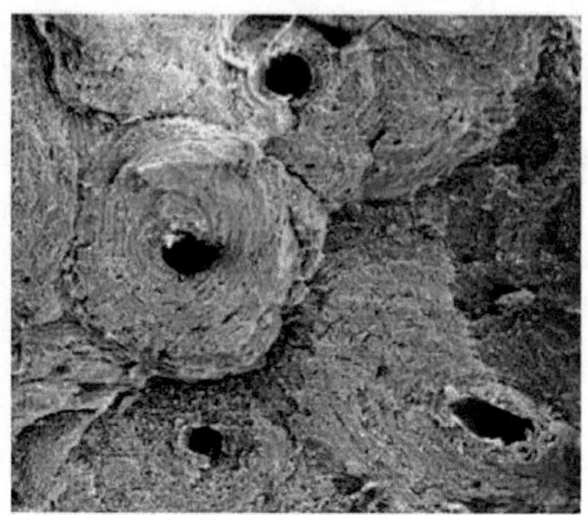

Figura 7. Sistema Haversiano de osso denso

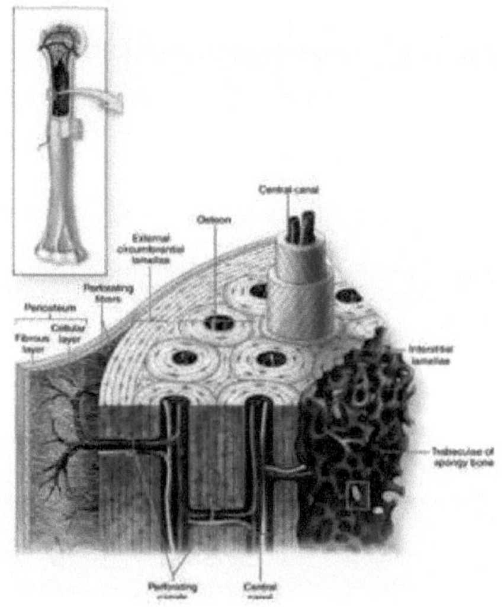

Figura 8. Esquema do sistema Haversiano

Entre os dois sistemas ambientais, existem numerosos sistemas Haversianos, incluindo grupos de lâminas paralelas triangulares ou de forma irregular, denominadas lâminas intersticiais. Os ossos permanecem no seu lugar durante o processo de crescimento e remodelação. Cada sistema ósseo é um osso longo e frequentemente bifurcado, paralelo ao eixo longo da diáfise.

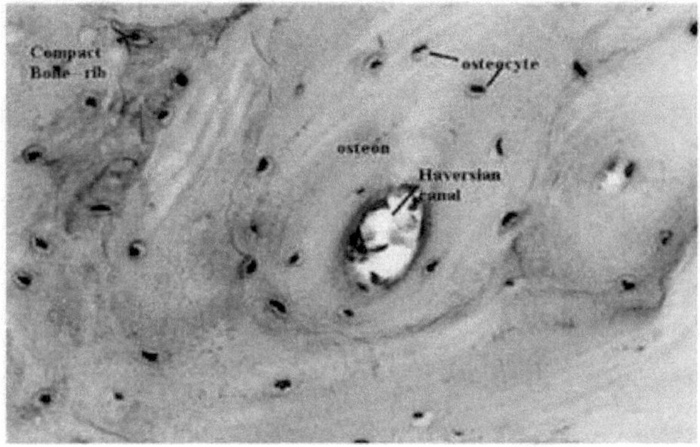

Figura 9. Vista histológica do sistema Haversiano

Este sistema inclui um ducto central rodeado por 20-4 lâminas concêntricas. Cada ducto revestido de endósteo contém sangue, suor, nervos e tecido conjuntivo frouxo Os canais de Haversian comunicam com a cavidade da medula óssea, com o periósteo e entre si através dos canais de Volkmann. Os canais de Volkmann não contêm lâminas concêntricas; em vez desses canais, eles perfuram as lâminas. Todos os canais vasculares localizados no tecido ósseo são criados quando a matriz é colocada à volta dos vasos sanguíneos pré-existentes.

O estudo do sistema Haversiano com luz polarizada mostra camadas claras isotrópicas alternadas com camadas escuras isotrópicas. Quando a luz polarizada incide num ângulo reto em relação ao comprimento das fibras de colagénio, estas fibras são refractadas duas vezes (anisotrópicas). A existência de camadas escuras e de luz intermitente deve-se à orientação variável das fibras de colagénio nas lâminas. Em cada lâmina, os fios são paralelos entre si e têm um trajeto em espiral. Mas o ângulo (passo) é diferente nas diferentes lâminas, de modo que, em cada ponto, os fios das lâminas adjacentes cortam-se uns aos outros com um ângulo quase vertical. Os sistemas Haversianos são de tamanhos muito diferentes. Cada sistema é formado pela deposição progressiva de lâminas, que começa na parte periférica, pelo que nos sistemas Haversianos maduros, as lâminas mais recentes são as que se encontram mais próximas do canal central.

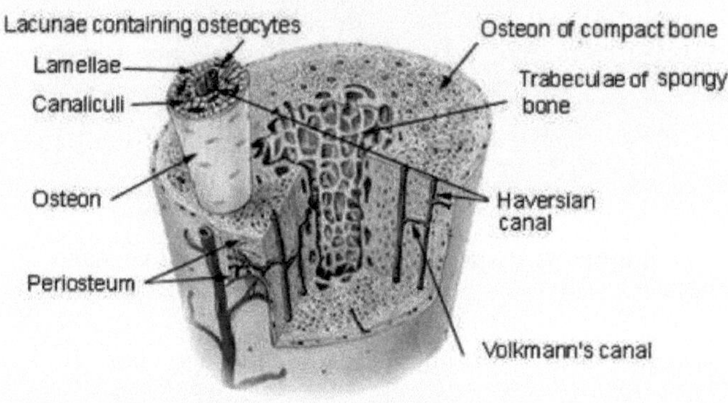

Figura 10. Vista esquemática do osso denso e esponjoso

Capítulo 7

Histogénese

O osso é formado de duas formas: A mineralização direta da matriz segregada pelos osteoplastos (ossificação intramembranosa) ou a deposição de matriz óssea sobre a matriz de cartilagem pré-existente (ossificação intracondral) é primária ou imatura. O osso primário é um tecido temporário que rapidamente se transforma em osso. As lâminas permanentes ou secundárias são substituídas. Durante o crescimento ósseo, as áreas de osso primário, as áreas de reabsorção óssea e as áreas de osso secundário são vistas em conjunto. A combinação de formação e remoção de osso (moldagem) é observada não só nos ossos em crescimento, mas também ocorre durante a idade adulta, embora a taxa de mudança seja muito mais lenta nessa altura.

Ossificação intramembranosa

A ossificação intramembranosa (que está na origem da formação dos ossos mais largos) tem o seu nome devido ao facto de ocorrer na espessura do tecido mesenquimal. Os ossos frontais e cranianos - bem como partes dos ossos posteriores e temporais e o fundo dos ossos maxilares e da mandíbula.

São formados através da ossificação no interior da membrana. Este processo também desempenha um papel no crescimento de ossos curtos e no espessamento de ossos longos. Nas camadas mesenquimatosas densas, o ponto de partida da ossificação é designado por centro primário de ossificação. Este processo inicia-se quando grupos de células se diferenciam em osteoblastos. Os osteoblastos produzem matriz óssea e, como resultado, ocorre calcificação, o que leva ao confinamento de alguns osteoblastos; de seguida, estas células são convertidas em osteócitos. Estas

ilhas ósseas em desenvolvimento formam paredes que contêm cavidades alongadas.
Os capilares envolvem células da medula óssea e células indiferenciadas. Vários destes grupos aparecem quase simultaneamente no centro de ossificação, pelo que a união das paredes dá uma estrutura esponjosa ao osso. Os vasos sanguíneos em crescimento e as células mesenquimatosas indiferenciadas infiltram-se no tecido conjuntivo que permanece entre as extremidades do osso e formam as células da medula óssea.
Os centros de ossificação de um osso crescem radialmente e acabam por se ligar e substituir o tecido conjuntivo primário. Por exemplo, as fontanelas (infantis) são áreas moles no crânio que são consideradas equivalentes a partes de tecido conjuntivo que ainda não estão ossificadas. Nos ossos largos do crânio, a formação óssea domina a sua reabsorção, tanto na superfície interna como na externa. Por esta ordem, são criadas 21 camadas de osso comprimido (superfícies interna e externa), enquanto a parte central (diploe) mantém a sua natureza esponjosa, a parte da camada de tecido conjuntivo que não participa no processo de ossificação transforma-se no endósteo e no periósteo do osso intramembranoso.

Ossificação intra-condral

A ossificação intracondral ocorre no interior de pedaços de cartilagem hialina, cuja forma é semelhante a um molde ou a um pequeno modelo do osso que se vai formar. Este tipo de ossificação é o principal responsável pela formação dos ossos curtos e longos. A ossificação intracondral de um osso longo inclui os seguintes acontecimentos: No início, o primeiro tecido ósseo aparece como um cilindro ósseo oco que envolve a parte central do molde de cartilagem. Esta estrutura, denominada clavícula, é criada por ossificação intramembranosa no pericôndrio local. Na fase seguinte, a cartilagem local sofre um processo destrutivo de morte celular programada com aumento das células (hipertrofia) e calcificação da matriz. Isto leva à criação de uma estrutura tridimensional formada pelos restos da matriz de cartilagem calcificada.

Este processo começa na parte central do molde de cartilagem (diáfise), onde os vasos sanguíneos penetram na lâmina óssea que já foi perfurada pelos osteoclastos e trazem células progenitoras ósseas para esta área. De seguida, os osteoblastos envolvem a matriz da cartilagem. Nesta fase, a cartilagem calcificada tem um aspeto basófilo e o osso primário é eosinofílico. Desta forma, é criado o centro de ossificação primário. Em seguida, ocorrem os centros de ossificação e depois surgem os centros de ossificação secundários nas saliências das extremidades do molde de cartilagem (epífises). Os centros de ossificação primários e secundários, durante o desenvolvimento e a remodelação, criam cavidades que são gradualmente preenchidas durante o processo de desenvolvimento da medula óssea.

Nos centros de ossificação secundária, a cartilagem permanece em duas áreas: A cartilagem articular (que permanece durante toda a vida no adulto e não participa no crescimento longitudinal do osso) e a cartilagem epifisária (também chamada placa epifisária) que separa as duas epífises. Liga-se à diáfise.

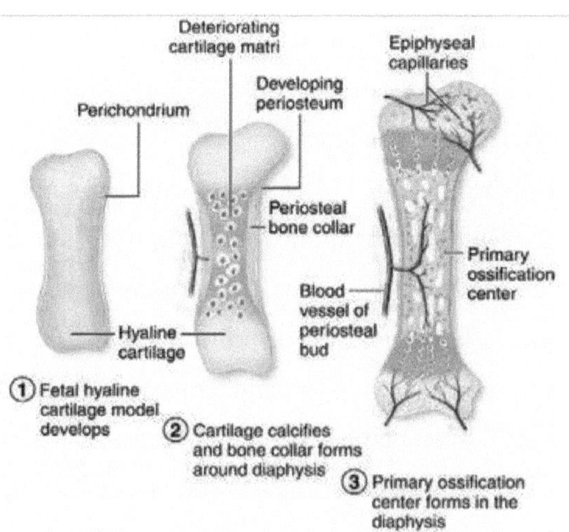

Figura 11. Ossificação intra-condral

A cartilagem epifisária é responsável pelo crescimento longitudinal do osso e desaparece na idade adulta, o que justifica a paragem do crescimento ósseo na idade adulta. O encerramento das epífises segue uma ordem temporal consoante os ossos e termina por volta dos 20 anos de idade. Ao examinar o esqueleto em crescimento com raios X, é possível determinar a "idade óssea" de um jovem e determinar quais as epífises que estão abertas e quais as que estão fechadas. Após o fecho das epífises, o crescimento longitudinal dos ossos torna-se impossível, embora possam continuar a crescer em largura. A cartilagem epifisária está dividida em 5 zonas, que são mencionadas por ordem a partir do lado direito da cartilagem epifisária: Zona de repouso (inclui cartilagem hialina sem alterações morfológicas nas células).

Na zona proliferativa, os condrócitos dividem-se rapidamente e formam colunas de células compactas paralelas ao longo eixo do osso. A zona de cartilagem hipertrófica tem condrócitos grandes com glicogénio acumulado no seu citoplasma. Entre os condrócitos formam-se paredes finas. Simultaneamente com a morte dos condrócitos na zona de cartilagem calcificada, as paredes finas da matriz da cartilagem são calcificadas pela deposição de hidroxiapatite.

Na zona de ossificação, surge o tecido ósseo intra-condral. Os capilares sanguíneos e as células progenitoras ósseas, que se formam durante a mitose a partir de células provenientes do periósteo, invadem as cavidades deixadas pelos condrócitos. Os progenitores ósseos produzem osteoblastos que, por sua vez, formam uma camada descontínua nas paredes dos ossos. Formam uma matriz de cartilagem calcificada. Por fim, os osteoblastos depositam a matriz óssea sobre a matriz tridimensional de cartilagem calcificada.

Em suma, o crescimento longitudinal de um osso longo ocorre com a proliferação de condrócitos localizados na superfície epifisária no lado adjacente da epífise. Ao mesmo tempo, os condrócitos do lado diafisário da placa tornam-se hipertrofiados; a sua matriz torna-se calcificada e as células morrem. Os osteoblastos colocam camadas de osso primário sobre as espículas de cartilagem calcificada. A velocidade destas duas correntes opostas (multiplicação e destruição) é quase igual e, por isso, a espessura da placa epifisária não se altera. Em vez disso, a placa afasta-se da região média da diáfise e provoca o crescimento longitudinal do osso.

Capítulo 8

Mecanismos de calcificação

Atualmente, nenhuma teoria universalmente aceite explica os acontecimentos que ocorrem durante o processo de deposição do fosfato de cálcio na matriz óssea. Descobriram que a calcificação começa com a deposição de sais de cálcio nas fibras de colagénio; este processo é estimulado por proteoglicanos e glicoproteínas com uma elevada afinidade para o cálcio. Provavelmente, a deposição de sais de cálcio é reforçada pela capacidade dos osteoblastos de concentrarem as suas vesículas intracitoplasmáticas e, quando necessário, libertarem essas vesículas no meio extracelular (vesículas da matriz). De uma forma desconhecida, a fosfatase alcalina produzida pelos osteoblastos presentes nas áreas de ossificação ajuda o processo de calcificação.

Capítulo 9

Crescimento e remodelação óssea

O crescimento ósseo é geralmente acompanhado pela absorção de uma parte do tecido pré-formado e pela construção de novo osso (que tem uma taxa mais rápida do que a destruição óssea). Isto permite manter a forma do osso durante o seu crescimento. A taxa de renovação óssea é muito elevada nas crianças pequenas, podendo mesmo ser 200 vezes mais rápida do que nos adultos. A remodelação óssea nos adultos é um processo fisiológico dinâmico que ocorre simultaneamente em várias zonas do esqueleto, sem relação com o crescimento ósseo.

O crescimento dos ossos do crânio ocorre principalmente através da formação de tecido ósseo pelo periósteo entre as costuras e o periósteo na superfície externa do osso. Ao mesmo tempo, dá-se a reabsorção óssea na superfície interna. O osso é um tecido muito maleável. Por isso, contra o crescimento do cérebro, faz crânios de tamanho adequado. Se o cérebro não crescer completamente, o crânio será mais pequeno e é maior do que o habitual em pessoas com hidrocefalia; A doença é caracterizada pela acumulação anormal de líquido cefalorraquidiano e pela dilatação dos ventrículos cerebrais.

Capítulo 10

Reparação da fratura

Aplicação médica:

Quando um osso se parte, a matriz óssea é destruída e as células ósseas ligadas à zona da fratura morrem. Os vasos sanguíneos danificados causam hemorragia local com formação de coágulos sanguíneos. Durante a restauração, o coágulo sanguíneo, as células e a matriz óssea danificada são removidos pelos macrófagos. O periósteo e o endósteo à volta da fratura mostram uma forte reação e criam um tecido que envolve a fratura e penetra entre as extremidades do osso partido. Em seguida, o osso primário é formado por processos de ossificação intra-cartilaginosos e intramembranosos, ambos desempenhando simultaneamente um papel na reparação e recuperação da fratura. A reparação processa-se de tal forma que as trabéculas irregularmente formadas do osso primário ligam temporariamente as extremidades do osso fracturado e formam um calo ósseo.

A pressão exercida sobre o osso durante a restauração e o regresso gradual do paciente à atividade facilitam a remodelação do enxerto ósseo. Se estas pressões forem semelhantes às exercidas durante o crescimento do osso e, por conseguinte, tiverem um efeito na sua estrutura, o tecido ósseo primário é gradualmente absorvido e dá o seu lugar ao tecido secundário, o que resulta na remodelação do osso e na manutenção da sua estrutura primária. Ao contrário de outros tecidos conjuntivos, o tecido ósseo cicatriza sem formar uma cicatriz.

Capítulo 11

Estrutura interna dos ossos

Apesar da sua dureza, o osso pode alterar a sua estrutura interna de acordo com as várias pressões que lhe são aplicadas. Por exemplo, a posição dos dentes no maxilar pode ser alterada por pressões laterais causadas por aparelhos ortodônticos. Onde há tensão, forma-se osso e onde há pressão, há reabsorção óssea (no lado oposto). Desta forma, os dentes deslocam-se no maxilar, enquanto o osso alveolar é remodelado.

Capítulo 12

Papel metabólico do tecido ósseo

O esqueleto contém 99% de todo o cálcio do corpo, por outras palavras, é um armazém de cálcio no corpo. A concentração de cálcio no sangue e nos tecidos é completamente constante. O cálcio sanguíneo e o cálcio ósseo são constantemente trocados. O cálcio ósseo circula através de dois mecanismos, um rápido e outro lento.

O primeiro mecanismo é a simples transferência de iões dos cristais de hidroxiapatite para o líquido intersticial, a partir do qual o cálcio entra no sangue. Este mecanismo puramente físico efectua-se principalmente no osso esponjoso. As lâminas mais jovens, ligeiramente calcificadas, que estão presentes mesmo no osso maduro (devido ao processo contínuo de remodelação), absorvem e perdem cálcio mais facilmente. Estas lâminas são mais importantes do que as lâminas mais velhas e mais calcificadas (cujo papel é basicamente suportar e proteger o corpo) para manter a concentração de cálcio no sangue.

O segundo mecanismo de controlo dos níveis de cálcio no sangue depende da ação das hormonas nos ossos. A hormona paratiroideia promove a absorção da matriz óssea pelos osteoclastos, o que resulta na libertação de cálcio. Esta hormona actua principalmente nos receptores dos osteoblastos. Os osteoblastos activados param a produção óssea e começam a segregar um fator estimulante dos osteoclastos. Uma outra hormona, a calcitonina, produzida pelas células parafoliculares da glândula tiroide, impede a absorção da matriz. A calcitonina tem um efeito inibidor da atividade dos osteoclastos.

Aplicação médica:

Uma vez que a concentração de cálcio nos tecidos e no sangue deve ser mantida constante, a carência nutricional de cálcio conduz à descalcificação dos ossos, que se tornam mais propensos a fracturas e transparentes aos raios X.

A calcificação óssea pode também resultar de uma produção excessiva de hormona paratiroide (hiperparatiroidismo), que provoca um aumento da atividade dos osteoclastos, uma reabsorção óssea intensa, uma deposição aumentada e anormal de cálcio nos órgãos, principalmente nos rins e vários (PO_4^{3-}) Ca^{2+} níveis sanguíneos. O cálcio transforma-se na parede dos vasos sanguíneos. O oposto desta condição ocorre na osteopetrose, uma doença causada por defeitos na função dos osteoclastos e que leva ao crescimento excessivo e ao espessamento e endurecimento dos ossos. Este processo provoca a obstrução das cavidades da medula óssea, a interrupção da produção de células sanguíneas, juntamente com infecções repetidas que podem ser fatais.

Capítulo 13

O efeito das carências nutricionais no tecido ósseo

Utilização médica:

O osso é sensível a factores nutricionais, especialmente durante o crescimento. A carência de cálcio provoca uma calcificação incompleta da matriz óssea orgânica; isto pode ser causado pela falta de cálcio e (PO_4^{3-}) na dieta ou pela falta da hormona pré-esteroide vitamina D, que é importante para a absorção de Ca^{++} no intestino delgado. A carência de cálcio nas crianças provoca raquitismo. Nesta doença, a matriz óssea não se calcifica naturalmente e a placa epifisária é deformada sob as pressões naturais do peso corporal e da atividade muscular. Como resultado, os processos de ossificação não só se tornam mais lentos, como também a deficiência de cálcio nos adultos leva à osteomalácia, que se caracteriza pela falta de calcificação do osso recém-formado e pela descalcificação relativa da matriz previamente calcificada.

A osteomalácia não deve ser confundida com a osteoporose. No primeiro caso, verifica-se uma diminuição da quantidade de cálcio por unidade de matriz óssea. A osteoporose, que se verifica frequentemente em doentes imóveis e durante a menopausa, é um desequilíbrio entre a destruição e a substituição (turnover). O osso é de tal forma que a quantidade de absorção óssea aumenta a partir da sua formação.

Hormonas que actuam no tecido ósseo

Utilização médica:

Para além da hormona paratiroide e da calcitonina, várias outras hormonas actuam também sobre o osso. O lobo anterior da hipófise produz a hormona do crescimento, que estimula o fígado a produzir somatomedinas. Estas, por sua vez, têm um efeito geral no crescimento - especialmente na cartilagem epifisária. Por conseguinte, a falta de hormona do crescimento durante os anos de crescimento do corpo leva ao nanismo hipofisário.

Consequentemente, o aumento da hormona do crescimento também leva ao crescimento excessivo dos ossos longos e ao gigantismo. Quando os ossos adultos são estimulados por grandes quantidades de somatomedinas, não podem aumentar em comprimento, o que é causado pela falta de cartilagem epifisária, mas a sua largura é devida ao aumento do crescimento periosteal. Nos adultos, o aumento da hormona do crescimento leva à acromegalia. (acromegalia). Nesta doença, os ossos - principalmente os ossos longos - tornam-se muito espessos.

As hormonas sexuais, tanto masculinas (androgénios) como femininas (estrogénios), têm um efeito complexo nos ossos e, em geral, estimulam a formação óssea. Estas hormonas influenciam o momento do aparecimento e do desenvolvimento dos centros de ossificação e aceleram o encerramento das epífises. A puberdade precoce causada por tumores que segregam hormonas sexuais atrasa o crescimento físico devido à rápida substituição da cartilagem epifisária por osso (encerramento das epífises). Nas deficiências hormonais devidas a um desenvolvimento anormal das gónadas, a cartilagem epifisária permanece ativa durante um longo período, o que conduz à estatura. A deficiência de hormonas da tiroide em crianças (por exemplo, cretinismo) está associada ao nanismo. Recentemente, surgiram provas do envolvimento do sistema nervoso central na regulação do processo de formação óssea durante a remodelação óssea em ratinhos adultos. Este mecanismo regulador inclui a hormona leptina produzida pelo tecido adiposo e pode ser uma justificação para a constatação de que, em pessoas obesas, os ossos têm uma massa maior e uma concentração mais elevada de cálcio.

Capítulo 14

Tumores ósseos

Utilização médica:

Embora os tumores ósseos sejam pouco frequentes (metade de todas as mortes são causadas por cancro), as células ósseas podem ficar fora de controlo e produzir tumores benignos (ou seja, osteoblastoma, osteoclastoma) ou malignos (ou seja, osteossarcoma). Nos osteossarcomas, observam-se osteoblastos pleomórficos com atividade mitótica juntamente com osteoide. Este tumor invasivo maligno ocorre na puberdade e em adultos jovens. A extremidade inferior do fémur, a parte superior da tíbia e a parte superior do úmero são os locais mais comuns. Para além dos tumores criados por células ósseas, o esqueleto é frequentemente o local de metástases de tumores malignos provenientes de outros órgãos. As metástases ósseas mais comuns de tumores originários da mama, do pulmão, da próstata, do rim e da tiroide.

Tumores formadores de osso

Osteoma:

Lesões ósseas benignas que, em muitos casos, indicam desvios evolutivos ou crescimento reativo e não uma verdadeira neoplasia. São frequentemente observados no pescoço, incluindo os seios paranasais, embora possam ocorrer em qualquer outro local. Estes tumores são frequentemente observados em pessoas de meia-idade. Os osteomas são geralmente únicos e têm a forma de massas exofíticas. Têm um aspeto duro, limitado e de crescimento lento. A presença de múltiplos osteomas é um dos sinais da síndrome de Gardner.

Osteoma osteoide e osteoblastoma: São neoplasias benignas que têm um aspeto histológico muito semelhante. Ambos ocorrem normalmente na 2ª e 3ª décadas de vida e são mais comuns nos homens.

O diagnóstico inicial destas lesões é feito com base no seu tamanho, localização e outras manifestações radiográficas. Radiograficamente, apresentam-se como lesões com limites específicos que geralmente afectam o córtex ósseo e raramente envolvem a medula óssea. A parte central do tumor é chamada de núcleo e geralmente é radiolúcida, mas pode ser mineralizada e tornar-se esclerótica. O osteoma osteoide forma-se frequentemente no fémur proximal e na tíbia e, por definição, tem menos de 2 cm de diâmetro, mas os osteoblastomas são maiores. A queixa mais consistente no osteoma osteoide é a dor local, que normalmente melhora com aspirina. O osteoblastoma é frequentemente observado na coluna vertebral. Causa dor que é muitas vezes difícil de identificar e não responde à aspirina.

Tabela 1. Tumores ósseos

Morfologia	Locais comuns/ idade		Tipo de tumor
			Construtor ósseo benigno
O crescimento exofítico ligado à superfície óssea é histologicamente semelhante ao osso normal.	40-50 ossos faciais e crânio		Osteo
Os tumores corticais são caracterizados por dor, em termos de histologia, são complexos entrelaçados de malha trabecular dural.	20-10	Metáfise do fémur e da tíbia	Osteoide osteoide
Tem origem nos processos transversos e espinhosos das vértebras e, do ponto de vista histológico, é semelhante ao osteomastoide.	Coluna vertebral 10-20		Osteoblastoma maligno

O crescimento para o exterior, juntamente com o levantamento da medula óssea e a sua expansão para o interior da cavidade da medula óssea, tornam microscopicamente a célula hipodérmica osteoide.	Metáfise distal do fémur, 10-20 proximal da tíbia e do úmero		Osteossarcoma
A complicação da doença de Paget é semelhante ao osteossarcoma primário do ponto de vista histológico.	40≤	Fémur, úmero, pélvis	Osteossarcoma Cartilagem benigna
Os crescimentos ósseos com capas cartilaginosas podem ser únicos ou múltiplos e hereditários	30-10	Metáfise dos ossos tubulares longos	Osteocondrose
Os tumores individuais com limites específicos, semelhantes aos da cartilagem normal, têm a sua origem na cavidade da medula óssea.	30-50 ossos pequenos das mãos e dos pés		A síndrome maligno
Têm origem na cavidade da medula óssea e destroem o córtex ósseo. A microscopia é boa e semelhante à da cartilagem.	osso do ombro, pélvis, 40-60 fémur proximal e costelas		Condrossarcoma

Osteossarcoma: Trata-se de um tumor mesenquimal maligno formador de osso. Depois do mieloma e do linfoma, o osteossarcoma é considerado o tumor maligno primário mais comum do osso e constitui cerca de 20% dos casos de cancro primário do osso. Este tumor é observado em todos os grupos etários, mas cerca de 75% dos doentes têm menos de 20 anos de idade. Outro pico ocorre geralmente na velhice. É acompanhado por outras doenças, como a doença de Paget, enfarte ósseo e radiação prévia. Os homens são mais afectados do que as mulheres. Qualquer osso pode ser afetado, mas a maioria dos tumores é observada na metáfise dos ossos longos. O tipo mais comum de osteossarcoma são as lesões primárias, únicas, dentro da medula óssea e com pouca diferenciação, que frequentemente criam uma matriz óssea.

O osteossarcoma aparece normalmente como uma massa dolorosa em crescimento. Naturalmente, o seu primeiro sintoma pode ser uma fratura patológica. Na radiografia, observa-se uma massa grande e destrutiva com infiltração das suas margens. Este tumor provoca frequentemente a rutura do córtex ósseo e a elevação do testículo, provocando uma reação óssea. A sombra triangular que pode ser vista na radiografia entre o córtex e a têmpora elevada é chamada de triângulo de Cadman, que é uma caraterística do osteossarcoma.

Tumores formadores de cartilagem

Osteocondroma: Por vezes também designado por exostose, são proliferações benignas e relativamente comuns que contêm uma capa cartilaginosa num talo ósseo ligado ao esqueleto subjacente. Os osteocondromas solitários são normalmente reconhecidos pela primeira vez no final da adolescência e no início da idade adulta. O osteocondroma ocorre apenas em ossos de origem intra-cartilaginosa e na metáfise, perto da superfície de crescimento de ossos tubulares longos. Com a conclusão do crescimento natural do esqueleto, o crescimento destes resíduos também pára. Por vezes, estes tumores têm origem nos ossos da pélvis, do ombro e das costelas, que normalmente não têm base nestes locais. Raramente, as exostoses também são observadas nos ossos tubulares curtos das mãos e dos pés. Os osteocondromas são nódulos de crescimento lento que se tornam dolorosos se pressionarem um nervo ou quebrarem o seu caule. Em muitos casos, são identificados ao acaso.

Condroma: Tumores benignos da cartilagem hialina. Se tiverem origem no interior da medula óssea, designam-se por encondroma, e se existirem na superfície do osso, designam-se por condroma córtex-adjacente. Os condromas são normalmente diagnosticados entre os 20 e os 50 anos de idade e são frequentemente lesões isoladas localizadas na região metafisária dos ossos tubulares. O seu local preferido são os ossos tubulares curtos das mãos e dos pés. Provavelmente, os condromas são criados a partir de restos de cartilagem da placa de crescimento que se multiplicam lentamente.

Condrossarcoma: Incluem vários tumores que podem produzir cartilagem neoplásica. A sua classificação baseia-se no local de conflito e nos seus tipos histológicos. A prevalência do condrossarcoma é metade da do osteossarcoma. A maioria dos doentes tem 40 anos ou mais e os homens são afectados duas vezes mais do que as mulheres. Este tumor ocorre frequentemente na pélvis, no ombro e nas costelas e, ao contrário do encondroma, raramente afecta os órgãos distais. Estas lesões são frequentemente observadas como nódulos dolorosos e em crescimento. Um tumor de baixo grau e crescimento lento provoca um aumento da espessura da reação cortical, enquanto uma neoplasia de alto grau e mais agressiva destrói o córtex e cria uma massa de tecido mole. Consequentemente, quanto mais claro for o tumor em comparação com a radiação, mais provável é que seja de um grau mais elevado. Existe uma relação direta entre o grau do tumor e o seu comportamento biológico.

Parte II: A necessidade de utilizar bioenxertos

O tecido ósseo é um dos tecidos mais importantes do corpo humano, que é sempre transplantado. Os cirurgiões utilizam normalmente o tecido ósseo para os doentes que têm múltiplas razões, como fracturas, quistos e tumores. Estes sofrem de defeitos ósseos e recorrem à utilização de enxertos ósseos para compensar esses defeitos. Além disso, os defeitos ósseos podem ocorrer de forma congénita e, a este respeito, a fenda palatina e os alvéolos são muito comuns nos seres humanos. Apesar desta situação, a utilização clínica de enxertos, quer autógenos quer alogénicos, é limitada devido a problemas específicos como a rejeição, a restrição óssea, o aumento do tempo de operação, as infecções, a dor e, por fim, a possível mortalidade.

Para ultrapassar estas limitações, durante as últimas décadas, foi efectuada uma extensa investigação para encontrar substâncias que possam ser substitutos adequados dos enxertos ósseos e foram introduzidos e utilizados materiais como substitutos dos enxertos ósseos. Entre estes materiais que podem ser um substituto adequado para os enxertos ósseos na reparação de defeitos ósseos estão vários derivados de fosfato de cálcio. De acordo com o rácio entre a quantidade de cálcio e a quantidade de fosfato na sua composição, os diferentes compostos de fosfato de cálcio têm diferentes tipos, tais como fosfato de cálcio amorfo, fosfato dicálcico di-hidratado, fosfato tri-cálcico, fosfato tetracálcico, fosfato octa-cálcico e, finalmente, hidroxiapatite. Uma vez que estes materiais têm grandes semelhanças com os materiais minerais naturais do osso em termos de propriedades físicas e químicas, se utilizados, provocam uma menor composição do tecido hospedeiro e, consequentemente, a ocorrência de reacções ósseas.

Por conseguinte, estes materiais têm uma posição especial em aplicações clínicas, mas quando utilizados individualmente, devido à falta de propriedades biológicas em comparação com alguns materiais biocompatíveis, apresentam propriedades mais fracas na indução e direção da formação óssea.

No entanto, quando combinados com biomateriais como a matriz óssea sem minerais, a gelatina de matriz óssea ou a proteína condutora de osso, têm mostrado vários resultados na reparação de defeitos ósseos. De acordo com os resultados relatados, o OCP é um dos derivados do fosfato de cálcio, que tem sido proposto como um precursor direto da fase de apatite e, em comparação com outros derivados, tem mais poder na síntese e orientação da formação óssea e, ao longo do tempo, é absorvido pelo novo tecido ósseo. O tecido construído é substituído. Muitos pesquisadores sobre o reparo bem-sucedido de defeitos ósseos após o uso de material de matriz óssea contendo grandes quantidades de 2 ou material de matriz óssea de gelatina (BMG (1 é material mineral ósseo (DBM), enfatizando 3 fatores indutores de ossificação, como proteína condutora de osso) (BMP).

Os investigadores acreditam que as características da DBM e da BMG as colocam num outro grupo de materiais que podem ser um substituto adequado para os enxertos ósseos. Também foi demonstrado que a reação destas substâncias com a maioria dos derivados de fosfato de cálcio sob a forma de uma combinação mostrou resultados promissores na reparação de defeitos ósseos. Dado que o BMG é uma forma comercial e disponível destes materiais, foi efectuada uma investigação aprofundada sobre a capacidade de indução da ossificação deste material e, de acordo com os passos anteriores de investigadores nacionais e estrangeiros no domínio da produção de BMG em forma animal, os resultados são aceitáveis. Com base nestas investigações, neste estudo, pela primeira vez no Irão, decidimos fabricar este material a partir de osso humano para evitar problemas como a eliminação de incompatibilidades biológicas e a necessidade de vários tipos de enxertos ósseos.

Parte III: Uma breve história dos materiais biológicos

A nova atenção dada aos materiais biológicos naturais pode ser definida como um renascimento. Os historiadores encontraram provas da utilização de linhas de costura feitas de excrementos de animais no antigo Egipto. Consideram mesmo que a sua utilização é muito mais antiga. No início do século I d.C., na Índia e na Grécia, os médicos utilizavam biomateriais naturais e a cirurgia plástica para a restauração. Utilizavam amputações em consequência de guerras e castigos. Um dos casos interessantes dessa época foi feito na Índia, que Susthruta registou numa enciclopédia médica. Ele explica um método pelo qual os médicos podiam fazer um nariz artificial para pacientes que tinham o nariz cortado.

Este método de enxerto de pele da bochecha do paciente para um novo molde de nariz artificial. Este sucesso aconteceu há 2000 anos, antes do advento das técnicas de desinfeção, dos instrumentos cirúrgicos e da compreensão da mecânica das células do corpo. Os médicos conseguiam manter as feridas abertas no nariz limpas e utilizáveis, removiam uma parte da pele do doente e, ao mesmo tempo, conseguiam manter a circulação sanguínea para que o tecido não se tornasse necrótico e, finalmente, enxertavam-no de novo no doente. Aí, os vasos sanguíneos fluirão e manterão o seu novo nariz. Este caso é o primeiro exemplo registado de um autógrafo artificial e um caso de fácil utilização de materiais biológicos naturais. Devido às perturbações culturais, religiosas e políticas durante o nosso tempo, o conhecimento do salto perdeu-se até ao Renascimento e ao despertar do processo de investigação científica. Uma cirurgia de transplante de nariz semelhante, realizada no século I d.C.

na Índia, utilizando a pele do braço, foi registada em 1460. 200 anos mais tarde, em 1660, foram realizados dois xenoenxertos em França e na Holanda.

Em França, em 1667, há relatos de que Denis Baptist-John misturou o sangue de uma ovelha com o sangue de um ser humano e o paciente sobreviveu. Repetiu este trabalho várias vezes, mas os resultados pouco favoráveis desta prática levaram à sua proibição em França. Em Amesterdão, Meekeren Van JJ reparou com sucesso um defeito craniano num nobre russo, utilizando um pedaço do crânio de um cão acabado de morrer. Infelizmente, a Igreja Católica considerou que o enxerto de um pedaço do corpo de um animal na cabeça de um homem cristão era uma falta de respeito para com o corpo e fez do paciente uma blasfémia. Embora estes esforços para o progresso da medicina tenham sido acompanhados de alguma compreensão por parte dos políticos da época, os pioneiros desta matéria ainda estão a caminho. A tecnologia dos transplantes progrediu lentamente até ao aparecimento das técnicas anti-infecciosas, da anestesia e da compreensão correcta dos mecanismos celulares.

O enxerto dentário não apresentava os problemas verificados nos enxertos internos, pelo que pôde progredir no século XIX. Nessa altura, os dentistas começaram a fabricar e a colocar implantes de ouro e de platina. O desenvolvimento e o progresso da técnica das articulações artificiais surgiram no início do século XX. Um dos pais desta área foi um cirurgião ortopédico chamado M.M.N. Smith Petersen. Em 1923, quando retirou pedaços de vidro do corpo de um doente, o corpo deste tinha-os aceite e rodeado completamente. Petersen teve a ideia de que estes tipos de materiais estranhos podem ser utilizados na cirurgia das articulações. No mesmo ano, fez o primeiro molde de vidro para cirurgia articular. Este molde funcionava bem, mas podia partir-se ao fim de alguns meses. Este desenho foi modificado várias vezes, utilizando materiais como a celulose, o vidro e ligas de cobalto-crómio-molibdénio, que mais tarde tomaram o nome comercial de vitaminium, que nos séculos seguintes produziram resultados satisfatórios. Foram encontrados mais materiais adequados para vários métodos biológicos.

Alguns foram descobertos por acaso, como o polimetacrilato de metilo (PMMA), e outros foram conhecidos através de investigação e experiências exaustivas, como as vitaminas. Os biomateriais naturais foram a evolução óbvia seguinte dos materiais de restauração porque tinham uma arquitetura semelhante à do tecido original que deveriam substituir. Juntamente com muitos elementos naturais e elementos necessários para uma reconstrução adequada dos tecidos, o enxerto de pele em seres humanos foi investigado muito cedo, devido às estruturas necessariamente semelhantes e às mesmas proteínas dos seres humanos em que o enxerto era efectuado. Em 1936, Arthur Bowen descreveu as primeiras aplicações do muco do intestino delgado do porco. O avanço com a ajuda de modelos animais e testes in vivo conduziu a muitas aplicações de enxertos de biomateriais naturais que foram estabelecidas e aplicadas.

As primeiras fontes exógenas de biomateriais naturais foram os materiais de vaca e de porco em abundância. Recentemente, foi dada muita atenção ao pericárdio bovino, à pele bovina e suína, à mucosa do intestino delgado do porco e à matriz extracelular da vesícula biliar. A primeira patente de enxertos com biomateriais da MEC foi registada na década de 1970 para dispositivos que utilizavam biomateriais fixados em glutaraldeído ou carne de porco liofilizada. Na década de 1980, foram descobertos vários métodos de separação das células dos materiais exográficos e os biomateriais naturais foram amplamente utilizados quando os materiais sintéticos eram escassos ou indesejáveis.

A capacidade destes materiais para estimular uma resposta de cicatrização natural e a regeneração do tecido hospedeiro original, em vez de deixarem o local da ferida, foi de grande importância. Muitos dos produtos que foram recentemente disponibilizados no mercado são derivados de vários tipos de tecidos bovinos, suínos e humanos. Mesmo considerando apenas dois dos biomateriais de MEC mais bem sucedidos, ou seja, o SIS suíno e o tecido cutâneo humano, os resultados demonstraram a sua utilização em mais de 1 000 000 de pessoas (doentes).

Naturalmente, ao conhecer a história do desenvolvimento dos materiais biológicos, é possível compreender melhor a sua evolução. A grande questão sobre os biomateriais é: "Como é que este produto funciona melhor do que os produtos disponíveis atualmente?". As grandes mudanças que ocorreram nos biomateriais naturais modernos para muitas aplicações foram possíveis graças às invenções contínuas de investigadores, médicos e não profissionais. O mercado dos biomateriais ECM é grande e está a crescer. Estima-se que só o mercado de tratamento avançado de feridas valia 1,7 mil milhões de dólares em 2003 e que o mercado de biomateriais crescerá para 3,7 mil milhões de dólares até 2010. Os investigadores académicos e integrados aperceberam-se do valor da utilização dos biomateriais da MEC e os cientistas estão a tentar criar dispositivos que os utilizem de forma mais eficaz.

Capítulo 15

Engenharia de tecidos

A engenharia de tecidos é um domínio multidisciplinar

A engenharia de tecidos é um campo multidisciplinar que inclui a utilização de princípios e métodos da engenharia e das ciências da vida para a correcta compreensão das relações científicas estruturais em tecidos normais e patológicos de mamíferos e o desenvolvimento de substitutos biológicos que restauram, preservam e melhoram a função dos tecidos. O objetivo da engenharia de tecidos é ultrapassar as limitações dos tratamentos convencionais baseados no transplante de órgãos e na implantação de materiais biológicos e considerar o potencial de produção de uma fonte de órgãos artificiais adequados.

Possui imunologia e substitutos de tecidos que podem crescer com o doente. Isto deverá resultar numa solução permanente para o órgão lesionado ou para o tecido danificado sem necessidade de terapia adicional, tornando-o assim um tratamento económico a longo prazo. Um dos principais métodos de engenharia de tecidos é o cultivo de células relacionadas em laboratório sob a forma de um órgão ou tecido em 3D. Mas as células sem a capacidade de crescer em direcções tridimensionais são desejáveis e sujeitas a consideração, pelo que a forma anatómica do tecido tem de ser definida. Em vez disso, crescem aleatoriamente para formar uma camada de células 2D. Embora os tecidos 3D sejam necessários, este sucesso é conseguido através da plantação de células em matrizes porosas chamadas scaffolds, às quais as células se ligam e formam colónias. Por conseguinte, os andaimes são um componente muito importante na engenharia de tecidos.

Para a produção de andaimes, devem ser considerados os seguintes aspectos

- O andaime deve ter poros de tamanho adequado e estar ligado para completar a integração e a vascularização do tecido.
- Os materiais que biodegradam ou reabsorvem os andaimes devem ser controlados para que o tecido possa eventualmente substituir o andaime.
- Tem uma química de superfície adequada para a fixação de células, diferenciação celular e purificação.
- Possui propriedades mecânicas suficientes para se adaptar ao local de cultivo e manipulação a que se destina.
- Não deve induzir reacções nocivas.
- Pode ser facilmente fabricado em várias formas e tamanhos.

Tendo em conta estes requisitos, foram produzidos e aceites vários materiais que se tornaram andaimes. A palavra "Tecido" refere-se a um conjunto de células que são normalmente de um tipo específico e que, juntamente com materiais intercelulares, formam uma unidade estrutural de uma planta ou animal. Este material intercelular ou matriz extracelular constitui uma parte importante de um tecido e também actua como um quadro estrutural e como um regulador do comportamento celular.

O termo engenharia refere-se a

- Conceber e puxar o arame com habilidade ou coerção mais ou menos subtil;
- Guiando o seu caminho.

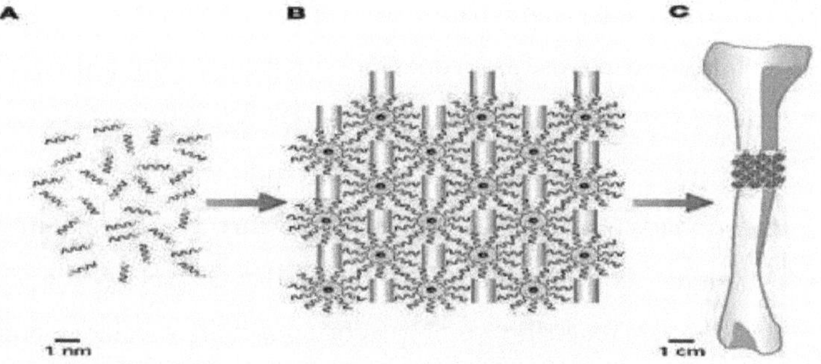

Figura 12. Uma visão esquemática da utilização da engenharia de tecidos na reconstrução óssea

Na prática, a engenharia de tecidos utiliza várias ferramentas para produzir uma matriz extracelular envolvente e orientar as células para a produção de novos tecidos. Uma das definições clássicas de engenharia de tecidos foi apresentada por Vacanti e Langer no tratado de 1993 da seguinte forma

- A engenharia de tecidos é um domínio multidisciplinar que utiliza os princípios da engenharia e das ciências da vida para desenvolver substitutos biológicos que restauram, preservam ou melhoram os tecidos.

Outras definições mais ou menos semelhantes: A engenharia de tecidos pode ser encontrada em artigos. A ciência da engenharia de tecidos não tem definições claras devido ao seu carácter recente. Alguns exemplos destas definições são:

- A engenharia de tecidos é o processo de criação de tecidos e órgãos vivos fisiológicos em 3D utilizando uma combinação especial de células, suportes celulares e sinais celulares mecânicos e químicos.

- É utilizada uma combinação de células, materiais de suporte e péptidos bioactivos para orientar a reparação ou formação de tecidos.
- A engenharia de tecidos é a montagem tridimensional de tecidos e órgãos vitais utilizando células, sinais e matrizes extracelulares.
- O domínio da engenharia de tecidos utiliza células vivas e vários métodos para regenerar e preservar ou aumentar os tecidos e órgãos.
- A ciência da engenharia de tecidos consiste em produtos ou processos que (1) combinam células vivas com materiais biológicos. (2) Utilizam células vivas como reagentes terapêuticos ou de diagnóstico. (3) Preparam tecidos em laboratório para cultivo interno com o objetivo de produzir medicamentos. (4) E fornece os materiais ou a tecnologia necessários para efetuar cada um destes processos.

Capítulo 16

Biomateriais para aplicações de engenharia de tecidos

Um biomaterial

Um biomaterial é um material destinado a ser encontrado em sistemas biológicos para avaliação, tratamento, reprodução ou substituição de qualquer tecido, órgão ou função do corpo. Tal como Hench e Polak explicam no seu importante artigo de 2002, os biomateriais evoluíram ao longo dos últimos 50 anos e os materiais actuais podem ser definidos como biomateriais de terceira geração. No início, os materiais biológicos eram escolhidos devido à sua estabilidade biológica e o objetivo da sua utilização era minimizar a resposta imunitária do corpo a substâncias estranhas. Embora este objetivo continue a ser perseguido, os cientistas descobriram que a completa imobilidade biológica é sinónimo de não reconhecimento do corpo. Esta falta de bio-diagnóstico está muitas vezes associada ao envolvimento de tecido fibroso e inflamação crónica, o que, pelo contrário, aumenta a eficiência mecânica e a biocompatibilidade a longo prazo do órgão artificial.

Por conseguinte, os biomateriais de segunda geração procuravam ser concebidos com um conhecimento e um diagnóstico biológicos crescentes e para melhorar a interação dos biomateriais com o corpo. A segunda geração de biomateriais utilizava componentes biologicamente activos que podiam ter acções e reacções controladas no ambiente fisiológico. Dois exemplos típicos destes componentes são a hidroxiapatite sintética e o vidro biológico. Ambos são utilizados como suportes, revestimentos e pós permeáveis e, em meados da década de 1980, estes novos materiais bioactivos foram utilizados em várias aplicações ortopédicas e dentárias. Encontraram uma vasta gama. O problema da interação corpo-biomaterial também foi resolvido através da utilização de materiais absorvíveis, eliminando assim a interação. Os polímeros absorvíveis, o principal exemplo destes materiais absorvíveis, são o ácido poliláctico (PLA) e o ácido poliglicólico (PGA), que são convertidos em H_2O e CO_2 por decomposição aquosa e são utilizados como suturas e parafusos em sistemas ortopédicos e na administração de medicamentos com libertação controlada de fármacos.

Atualmente, estão a ser concebidos biomateriais de terceira geração e o conceito de bio-diagnóstico está a ser desenvolvido para um bio-diagnóstico específico. Por conseguinte, o objetivo da criação de biomateriais de terceira geração é estimular respostas celulares específicas: Interação com integrinas específicas, estimulação da diferenciação celular ou ativação de genes específicos, e é de salientar que estes biomateriais estão a ser concebidos.

A terceira geração de biomateriais já não está disponível e adaptada ao corpo com uma aplicação médica, mas é concebida antes do seu desenvolvimento. Desta forma, as propriedades da atividade biológica e da capacidade de absorção são combinadas para criar substâncias que podem ajudar o corpo a reparar-se melhor e mais rapidamente. Atualmente, os materiais utilizados na construção de andaimes dividem-se em dois grandes grupos: os polímeros naturais e os polímeros artificiais.

- **Polímeros naturais:** Colagénio, fibrina, gelatina, alginato, hialurónico, quitosano, colagénio-glicosaminoglicano. (poliésteres alifáticos sintéticos): Ácido poliláctico, ácido poliglicólico, copolímeros, policaprolactona, óxido de polietileno, álcool polivinílico, ácido poliacrílico.
- **Compostos cerâmicos:** A hidroxiapatite, o fosfato de cálcio e de amónio, a hidroxiapatite com carbonato ou silício, os biomateriais compósitos são criados através da combinação de duas ou mais destas áreas. O desenvolvimento de biomateriais ECM pode ser dividido em duas classes principais.

Reacções fisiológicas

Um material biológico ideal deve ter a menor resposta imunitária possível, preservando a estrutura e desempenhando a função pretendida, deve também provocar a filtração e a fuga de células e, por fim, deve ser decomposto e, em vez de substituir a ferida fibrosa por uma lesão, deve ser criado um tecido saudável. Provavelmente, o fator mais importante é a capacidade dos materiais biológicos serem aprovados para utilização. Os ECM naturais induzem uma resposta de cicatrização mais natural do que os materiais sintéticos e a permeação inicia a proliferação celular sob a forma de estruturas muito semelhantes às estruturas do tecido saudável do hospedeiro. Como já foi referido, foram utilizados muitos dos primeiros materiais biológicos na construção de órgãos artificiais e de suporte estrutural. Consequentemente, é muito importante manter a estrutura e a resistência iniciais e, ao mesmo tempo, reduzir a imunogenicidade. A proteína mais abundante nas MECs é o colagénio. Uma proteína fibrosa que é notavelmente conservada entre diferentes espécies e, por isso, induz uma das respostas imunitárias mais fracas em comparação com outras proteínas.

Esta é uma das razões para o sucesso da implantação de suturas de colagénio natural durante milhares de anos. A gema animal que forma as suturas é quase inteiramente constituída por colagénio. O colagénio bovino continua a ser um dos colagénios mais utilizados e é amplamente utilizado em materiais exógenos em aplicações biomédicas. No entanto, o colagénio exógeno pode induzir reacções imunitárias em pessoas demasiado sensíveis a ele ou reduzir o fluxo sanguíneo. Normalmente, a resposta imunitária pode ser reduzida a um nível mínimo através de uma limpeza adequada com detergentes e esterilização final por raios gama ou gás de óxido de etileno. Respostas imunogénicas ao colagénio xenogénico por diferenças nos telómeros ou nas regiões terminais de repetição das moléculas de colagénio.

Estas partes podem ser removidas sem danificar a integridade estrutural da molécula de proteína. No entanto, este processo quebra as fibras de colagénio e reduz consideravelmente a resistência de qualquer material biológico feito de colagénio. O colagénio não-telomérico não consegue formar grandes filamentos, pelo que as fortes redes encontradas nos biomateriais não podem ser replicadas e copiadas, e os telómeros não podem ser eficazmente removidos dos biomateriais. Os benefícios de melhorar ou aumentar a resposta de cicatrização e a biodegradabilidade são maiores do que a pequena resposta do colagénio. As células, os seus restos e outras substâncias biológicas na MEC podem causar uma resposta imunitária após a implantação. A eliminação destes componentes celulares constituintes tem sido objeto de uma investigação aprofundada. Por conseguinte, a maior parte da investigação recente e dos avanços alcançados nos biomateriais centra-se no aumento das propriedades desejáveis, como a resistência, a biodegradabilidade e a redução da antigenicidade. A ligação cruzada de materiais é uma forma comum de obter estas características. Uma ligação cruzada liga as proteínas física ou covalentemente e modifica as suas propriedades. Além disso, algumas podem atuar como esterilizadores e destruir as células da matriz.

Um dos reticuladores mais comuns utilizados atualmente é o glutaraldeído. O glutaraldeído mata rapidamente as células e cria ligações cruzadas permanentes entre as proteínas. Devido à ação dos dialdeídos no grupo 4-amino, os resíduos das proteínas lisílicas são ligados uns aos outros. Se um órgão artificial feito de materiais biológicos for completamente reticulado através de uma solução forte de glutaraldeído, torna-se não biodegradável e permanecerá no corpo até ser fisicamente removido. O glutaraldeído também reduz a antigenicidade dos materiais biológicos e, ao mesmo tempo, torna a prótese resistente à infeção. Após a implantação, ao longo do tempo, os resíduos de glutaraldeído podem penetrar no tecido e causar a morte das células circundantes devido à sua natureza citotóxica.

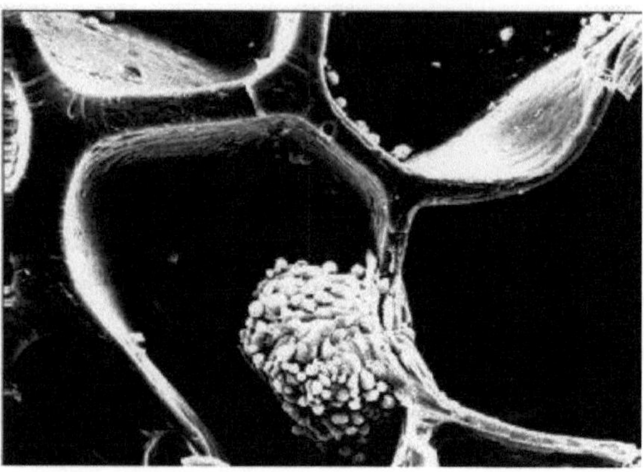

Figura 13. Acumulação e crescimento celular em andaimes aloplásticos (287×)

A carga interna de iões de cálcio com glutaraldeído também desempenha um papel na calcificação do tecido circundante e pode, em última análise, acelerar a falha do órgão implantado. Os defeitos do estabilizador de glutaraldeído criaram um grande obstáculo ao desenvolvimento do material. Por isso, os cientistas estavam à procura de outras formas. Os reticuladores químicos alternativos, como as carboimidas e o poli-epóxi, proporcionam uma maior resistência mecânica e propriedades de endurecimento, juntamente com menos efeitos citotóxicos. A resposta natural do corpo a estas substâncias biológicas mudou. A química é muito diferente da sua resposta às substâncias biológicas naturais. Os fixadores químicos reduzem a quantidade de difusão celular no enxerto ou eliminam-na, fazendo com que o corpo reaja e forme uma cápsula à volta do material. A reticulação física, que consiste em várias fases de aquecimento e compressão, tem muitas vantagens porque não há resíduos químicos para a estabilidade.

A longo prazo, os reticuladores naturais causam perturbações no organismo, mas nem sempre são tão eficazes como outros métodos. Em comparação, a foto-oxidação com corantes apresenta um efeito mais permanente. Vários aminoácidos podem ser oxidados pela luz e, na presença de certos corantes fotossintéticos, não é produzido qualquer resíduo químico da foto-oxidação, tendo também sido determinado que a matriz de colagénio é estabilizada contra a desnaturação e a degradação enzimática. Este método utiliza a estrutura da matriz, pelo que, após a conclusão deste processo, será deixada uma matriz mais natural. Do ponto de vista fisiológico, os biomateriais foto-oxidados apresentam pouca proliferação celular, mas baixa imunogenicidade e elevada resistência à calcificação.

Por último, uma MCE natural será completamente digerida pelo processamento enzimático do organismo no espaço de algumas semanas. Os problemas ocorrem quando todas as substâncias imunogénicas não são removidas do órgão artificial, ou quando surgem factores citotóxicos e de desintegração que causam complicações ou defeitos catastróficos. Testes exactos mantêm o elevado nível das biopróteses. Além disso, tem sido feita muita investigação para regular a otimização dos materiais da MEC para a decomposição específica e a preservação da integridade e da integridade estrutural, ao mesmo tempo que o crescimento, a proliferação e a purificação das células.

Propriedades mecânicas

Esta caraterística inclui todas as respostas mecânicas dos materiais a estímulos externos, incluindo a resposta da tensão-pressão dos materiais à carga fisiológica, a resistência de retenção e a resistência à rutura. A primeira condição para os materiais biológicos era restaurar, corrigir e melhorar um defeito fisiológico. Um instrumento concebido com sucesso deve ser adequado às necessidades mecânicas do local da articulação. Os enxertos ósseos e os tecidos moles têm de ser suficientemente fortes para suportar as forças mecânicas que lhes são aplicadas diariamente pelo doente. As válvulas cardíacas artificiais e os enxertos vasculares devem manter a sua forma sob um fluxo sanguíneo constante e ser suficientemente flexíveis para se adaptarem às alterações de pressão. Mesmo os pensos para feridas, que normalmente não são considerados instrumentos mecânicos, têm de manter a sua estrutura para a filtragem das células de cicatrização, bem como para o transporte de nutrientes e a transmissão de sinais biológicos.

Table 2. Mechanical properties of human tissues

	Tensile strength (MPa)	*Compressive strength (MPa)*	*Youngs' modulus (GPa)*	*Fracture toughnes. (MPa.m1/2)*
us bone[56]	N/a	4–12	0.02–0.5	N/a
one[56]	60–160	130–180	3–30	2–12
[57]	3.7–10.5	N/a	0.7–15.3 (MPa)	N/a
t[58]	13–46	N/a	0.065–0.541	N/a
[illegible]	24–112	N/a	0.143–2.31	N/a

O segundo fator importante no domínio das propriedades mecânicas são as propriedades macroscópicas e microscópicas dos materiais. A reconstrução de tecidos corporais específicos utilizando materiais de enxerto depende muito da presença de porosidade e do tamanho desses poros na estrutura tridimensional do suporte. Trata-se de uma superfície ampla, adequada para a fixação e o crescimento de células, e de um volume de porosidade elevado para a transferência e substituição. As células são necessárias no scaffold. Além disso, os biomateriais com elevada porosidade melhoram a difusão de nutrientes e a remoção de resíduos da estrutura, e a vascularização (que é o fator mais importante na regeneração dos tecidos) também é acelerada. No entanto, o diâmetro das células determina o diâmetro mínimo dos poros, que é diferente de uma célula para outra. Dependendo da aplicação pretendida, o tamanho dos poros deve ser cuidadosamente selecionado. Para além disso, a continuidade e a ligação dos poros devem ser consideradas. No caso dos andaimes, ele observou que a transferência de substâncias e a migração celular serão interrompidas na ausência de comunicação.

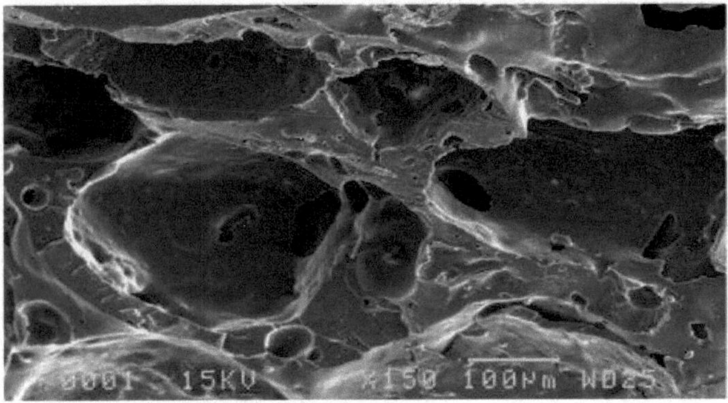

Figura 14. Mapa de porosidade dos scaffolds (150x)

Capítulo 17

Nano tecnologia e engenharia de tecidos

A maioria dos estudos

A maioria dos estudos efectuados no domínio da engenharia de tecidos centra-se na investigação de estruturas de nível macro e é utilizada para criar morfologia e órgãos naturais com um tamanho proporcional ao tecido hospedeiro. No entanto, para se conseguir uma engenharia desejável e criar um tecido com maior eficiência, devem ser considerados não só os níveis celular e supracelular, mas também as estruturas subcelulares e as nanoestruturas (1-100 nm), de modo a que o ambiente celular, a comunicação celular - controlada pela célula e pela molécula celular.

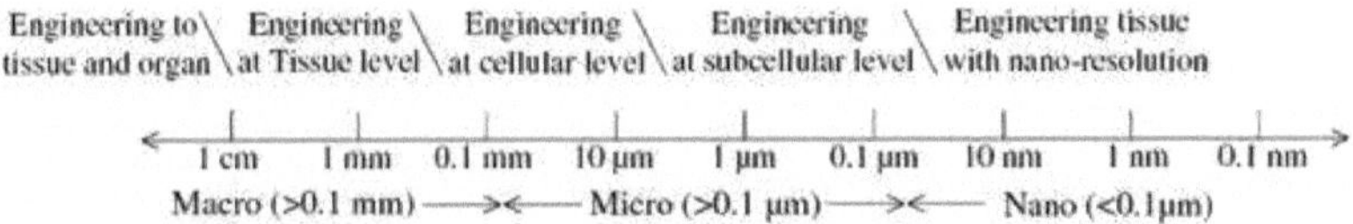

O futuro da engenharia de tecidos depende muito da profundidade do nosso conhecimento das reacções subcelulares e de estruturas ainda mais pequenas e da capacidade de as produzir; por exemplo, a integração de funções celulares com estruturas 3D ao nível nano para aumentar a eficiência da operação. Por conseguinte, a engenharia de tecidos no sentido da miniaturização a nível nano para conceber os componentes internos do tecido reconstruído é uma forma garantida no futuro de reconstruir as estruturas perdidas. Para imitar os tecidos nativos nos enxertos de tecidos, os suportes devem ser concebidos e produzidos a nível molecular e atómico.

A utilização da nanotecnologia na engenharia de tecidos:

Como já foi referido, a engenharia de tecidos tem 4 componentes principais, incluindo o suporte, as células, as biomoléculas, como os factores de crescimento, e, por fim, as forças dinâmicas. Nesta secção, é discutida a aplicação da nanotecnologia na engenharia de tecidos na conceção de suportes. Os andaimes proporcionam um ambiente para as células regenerarem tecidos ou órgãos. A função de um suporte é orientar o comportamento das células, como a migração, a proliferação e a diferenciação. Por conseguinte, as propriedades físicas desejáveis dos suportes, tais como elevada porosidade, superfície mais larga e maior dimensão dos orifícios, têm uma produtividade mais elevada. Além disso, o suporte deve gerar sinais espaciais para permitir a formação de células. Deve adaptar-se bem ao tecido do hospedeiro. Os suportes celulares podem ser manipulados a nível de átomos, moléculas e estruturas maiores e podem ser transformados em estruturas geométricas à escala de 1-100 nm.

A criação de estruturas em nanoescala traz propriedades inesperadas à estrutura, tais como propriedades mecânicas (mais fortes), físicas (mais leves e mais porosas), cor, reatividade química (maior atividade, menor corrosão), electrónicas (maior condutividade eléctrica) e propriedades magnéticas mais favoráveis. Entre as outras vantagens deste tipo de brace. Podemos mencionar uma melhor biotolerância, uma melhor condutância de contacto e um menor desgaste e fricção - por isso, são utilizados em tratamentos de articulações -, uma menor necessidade de cirurgia para rever o tratamento, alterações nas propriedades físicas e químicas do scaffold e um maior crescimento de tecido à volta do enxerto. Por exemplo, foi demonstrado que o nano-revestimento na superfície de scaffolds normais estimula o crescimento de células, porque as células se aninham em sulcos de tamanho nanométrico e provocam um enchimento mais rápido dos scaffolds com células e o tecido desejado. Por este motivo, algumas das características complexas dos tecidos não podem ser facilmente imitadas com andaimes de maiores dimensões.

Os andaimes são fabricados à escala nanométrica de 3 formas

- Átomo a átomo;
- Molécula a molécula (de cima para baixo): Produção de nanoestruturas a partir de microestruturas;
- Mistura espontânea (de baixo para cima): Produção de nanoestruturas a partir de moléculas e átomos mais pequenos.

Classificação dos nanómetros

A classificação destes materiais deve ser tão simples quanto possível. Por este motivo, existem sete categorias principais para:

Este grupo de materiais é considerado como sendo:

- Nanómetros com base de carbono;
- Nanocompósitos;
- Metais e ligas;
- Nanomateriais biológicos;
- Nano polímeros;
- Nano óculos;
- Nano cerâmicas.

Nanómetros à base de carbono

Neste grupo de materiais estruturais, o principal material estrutural é a estrutura de um material especial de carbono de dimensão nanométrica. No quadro seguinte, são mencionados os nanomateriais à base de carbono que foram estudados e utilizados na investigação científica.

Single Nanostructures		Films, Coatings, Nano-Structured surfaces	Nanostruc tured bulk material
Particles	*Nanotubes*		
Carbon Black	SWCNT	Carbon Films	Nano-structured Carbon
Fullerenes	MWCNT	DLC	Nanoporous Carbon
Graphite	Nanohorns	covalent carbides like SiC	Carbon Foams
Nanocluster	Nanowires	metallic carbides like TiC	Carbon Aerogels
	Nanorods	Nano Carbon Nitrides	Carbon Nanocrystals

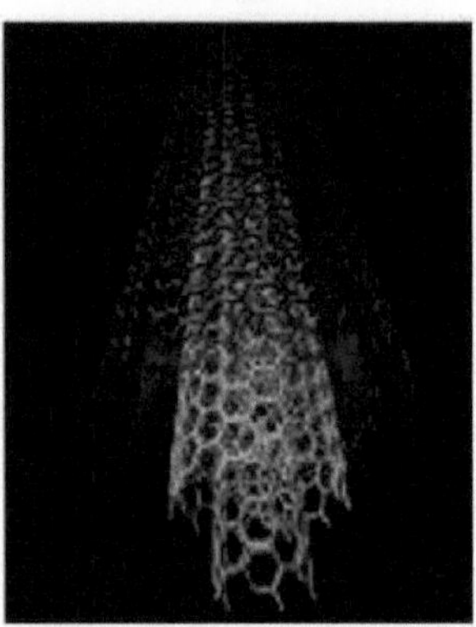

Figura 15. Nanotubo de carbono de paredes múltiplas, constituído por vários nanotubos com diferentes diâmetros.

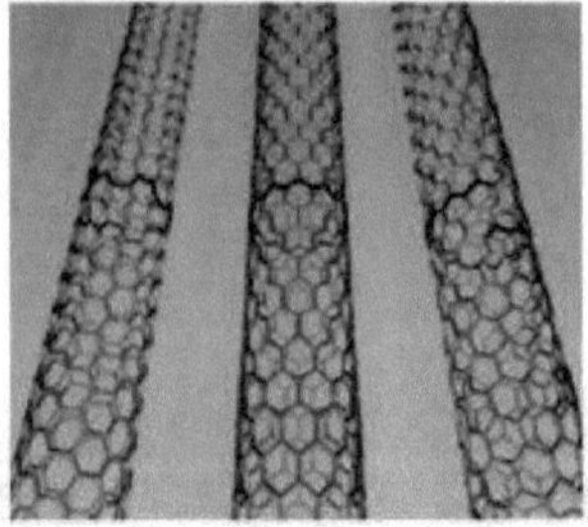

Figura 16. Os nanotubos de carbono de parede simples apresentam comportamentos electrónicos diferentes devido às suas diferentes estruturas

Nanocompósitos:

Este grupo de materiais pode ser dividido de diferentes formas. Alguns dos nanocompósitos contêm uma matriz não cristalina que envolve as nanopartículas ou nanofibras. Os nanocompósitos existem em diferentes tipos de compósitos, sendo o tamanho das partículas destas estruturas da ordem dos nano.

Metais e ligas

Os metais são divididos em dois grupos com base em normas de recursos metalúrgicos

- Compostos de ferro;
- Compostos não ferrosos;
- Os compostos não ferrosos dividem-se noutros subgrupos.

Non-ferrous metals & alloys
Cu and Cu alloys
Ni and Ni alloys
Zn and Zn alloys
Co and Co alloys
Zr and Zr alloys
Noble metals
Light metals
Other

Nanomateriais biológicos

Esta categoria constitui um grupo de materiais de origem biológica que são utilizados em aplicações nanotecnológicas. A palavra biomaterial é utilizada de forma abrangente, muitas vezes para designar materiais de origem biológica que são geralmente adaptados para fins médicos. Em biologia, praticamente todos os materiais são considerados nanomateriais. Por exemplo, as enzimas têm uma estrutura nanométrica ideal e podem atuar como uma nanomáquina. Por conseguinte, os materiais que, em geral, possuem moléculas biológicas e são concebidos ou seleccionados para utilização numa tecnologia específica e pertencem à categoria das nanopartículas são designados por nanomateriais biológicos nanomateriais inorgânicos, como a alumina. Podem ser utilizados em aplicações biológicas, como os implantes. Estes materiais são designados biomateriais, mas não são nanomateriais biológicos.

Em biologia molecular, as moléculas são divididas nos 4 grupos seguintes

- Proteínas;
- Ácidos nucleicos;
- Hidratos de carbono;
- Pequenas moléculas, como lípidos, hormonas, vitaminas, etc.

Existem muitos exemplos da utilização dos dois primeiros grupos na nanotecnologia. Em alguns casos, os vírus também podem ser considerados unidades biológicas, pois possuem alguns dos compostos mencionados, como o Pr, o ácido nucleico e o lípido.

Em geral, são utilizadas duas características nos nano biomateriais

1) Características da coleção utilizada;

2) Características moleculares específicas.

Nano polímeros

Os nano polímeros são estruturas poliméricas de dimensões nanométricas. As nanoestruturas provocam alterações importantes nas propriedades intrínsecas dos compostos. O termo polímero inclui um grande e vasto grupo de moléculas. A principal caraterística que distingue os polímeros de outras moléculas grandes é a repetição de unidades atómicas (monómeros) nas suas cadeias. Este processo ocorre durante a polimerização. Várias moléculas monoméricas são ligadas umas às outras. A força de adsorção entre as cadeias poliméricas desempenha um papel importante na determinação das propriedades de um polímero. Uma vez que as cadeias poliméricas são muito longas, esta força é muito maior do que a força intermolecular habitual. Além disso, as cadeias maiores têm uma estrutura indeterminada. Os nanocompósitos poliméricos (PNC) são um polímero no qual as nanopartículas estão dispersas, e esta dispersão tem diferentes formas, como fibras, partículas esféricas, etc., mas o diâmetro total destas partículas é de 1 a 50 nm.

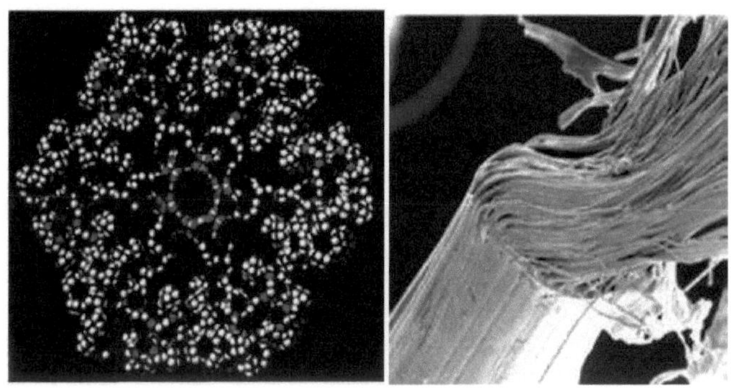

PARTE IV: Material de transplantação

Três tipos de materiais podem ser utilizados na regeneração óssea. Para mais informações, foi criado o quarto tipo, que ainda não foi utilizado.

1- Transplante ósseo autógeno (auto-enxertos): Transplante de um local para outro numa pessoa.

2- Aloenxertos: Enxerto entre indivíduos da mesma espécie, mas com composição genética diferente; não-humano (de humano para humano);

3- Alumínio plástico: Tipos de materiais sintéticos;

4- Xenoenxertos: Ligações entre humanos e espécies diferentes (vaca para humanos).

O problema da resposta do corpo a um objeto externo levou à não utilização deste tipo de articulação. Os enxertos ósseos autógenos podem ser divididos em fontes extra-orais e intra-orais

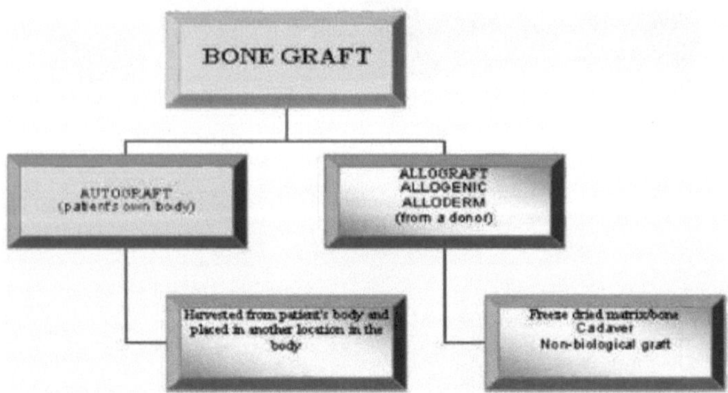

Figura 17. Enxerto ósseo

Capítulo 18

Enxerto ósseo autógeno

Um fator essencial nos enxertos ósseos

a persistência de células ósseas está envolvida na regeneração óssea? Estas células têm de estar presentes em número suficiente e, além disso, o leito do tecido que recebe o transplante é rico em vasos sanguíneos e células. Foram referidos diferentes locais para a colheita de osso, incluindo costelas, crânio, partes anterior e posterior da pélvis. Em alguns estudos, devido à resistência do osso do crânio à absorção, há uma maior tendência para o utilizar. No entanto, esta afirmação não foi registada em nenhum dos estudos de controlo que a comprovem. Não foi encontrada nenhuma diferença distinguível no potencial de ossificação entre enxertos obtidos de diferentes locais, e parece que a capacidade de produzir pequenos fragmentos ósseos depende da densidade celular e do volume de osso esponjoso na área doadora. Portanto, devido à diminuição da proporção de osso esponjoso em relação ao osso denso, as costelas têm sido historicamente fontes pobres para enxertos ósseos. O osso colhido do crânio tem um rácio mais elevado, mas normalmente não fornece ao médico um volume de osso suficiente para tratar lesões ósseas. A bacia é a melhor opção para enxertos ósseos, pois possui uma elevada reserva celular e também fornece um grande volume do material necessário. A sua parte anterior é utilizada para tratar lesões de 5 mm ou menos (são necessários 50 cc de osso esponjoso) e a parte posterior é utilizada para tratar lesões superiores a 5 mm (são necessários 50 cc de osso esponjoso).

As vantagens da utilização de enxertos autógenos são as seguintes

- A maior capacidade de formação óssea;
  - As contribuições celulares conduzem a uma rápida formação óssea;

- o Indução da osteogénese através de receptores de substratos de receptores;
- ❖ Elevada biocompatibilidade; como resultado, não é dada uma resposta imunitária significativa ao transplante;
- ❖ Facilidade de integração dos tecidos;
- ❖ Reduzir o risco de transmissão de doenças.

O osso esponjoso autógeno tem propriedades osteogénicas e osteocondutoras osteoindutoras, que são necessárias para salvar as células ósseas, as fibras de colagénio, os minerais e as proteínas de base.

Existem também desvantagens na utilização destas ligações, nomeadamente

- ❖ Mais cortes, mais tempo, um aumento notável do traumatismo e da perda de sangue;
- ❖ Aumento do desconforto após a cirurgia, incluindo dor, infeção, etc;
- ❖ Sacrificar um tecido saudável e causar fraqueza no osso dador;
- ❖ Limitação do tamanho, forma, quantidade e qualidade nos dadores de ossos.

Para obter os melhores resultados dos transplantes autógenos, deve ser seguido o seguinte procedimento

- ❖ Retirar o enxerto em tiras finas (com uma espessura de cerca de 5 mm);
- ❖ Esta operação leva à remoção do máximo de células da superfície;
- ❖ O resultado será uma rápida vascularização.

Manter o enxerto na gaze embebida no sangue do doente

- ❖ Evita que o enxerto seja exposto a uma luz forte.

- Manter a temperatura de enxertia abaixo de 42°C.

A transplantação do transplante para o substrato desejado deve ser efectuada o mais rapidamente possível

- Deve evitar-se a exposição do enxerto ao ar durante mais de 30 minutos;
- Esta ação protege a vida das células de superfície.

O substrato deve ter as seguintes características

- Em termos de fornecimento de sangue e de leitos vasculares, deve estar em condições ideais;
- Estar coberto por tecido mole saudável.
- Deve-se ter o cuidado de minimizar o trauma causado pela cirurgia;
- Prevenir;
- Espaço morto;
- Hematoma;
- Tecido necrótico.

Minimizar o risco tendo em conta

- Anatomia;
- Complicações potenciais da cirurgia.

Enxerto de osso da costela

A melhor indicação para esse tipo de transplante é o tratamento de lesões da articulação temporomandibular (ATM), pois com o uso do osso da costela, a altura vertical do ramo pode ser mantida e a integridade da mandíbula pode ser obtida sem anquiloses. Deseja-se a quinta ou sexta costela de cada lado. Para este efeito, a incisão é efectuada a partir da prega sob o peito, porque muitas vezes a cicatriz causada pela incisão fica escondida ao longo desta prega. As costelas direitas são preferidas às esquerdas. Por terem um contorno mais adequado e também porque os desconfortos pós-operatórios não são confundidos com dores de origem cardíaca, esta incisão facilita muitas vezes o acesso do cirurgião à 6ª costela.

O periósteo deve ser cortado a partir de 1 cm da cartilagem da costela até todo o seu comprimento, que é de cerca de 12 cm, e o periósteo deve ser suavemente separado da pele da parede torácica. Uma vez que os dentes têm variações e também têm saliências ósseas no lado da parede torácica, estas partes fazem com que o periósteo e a parede torácica estejam firmemente ligados. Por conseguinte, o movimento das costelas leva ao movimento das saliências ósseas, o que provoca a rutura da pleura e a ocorrência de pneumotórax. De acordo com o acima exposto, a elevação do periósteo deve ser efectuada de forma lenta e cuidadosa. Este método de operação proporciona um corte em forma de T que permite um maior acesso às áreas de cartilagem da costela. Um dos maiores mal-entendidos nos enxertos ósseos é que cartilagem é necessária no enxerto e pode o periósteo ser considerado como parte do enxerto? Em resposta, deve ser dito que a cartilagem é eficaz até certo ponto no crescimento do enxerto, mas é ineficaz na prevenção de anquiloses ósseas, e o periósteo também não tem qualquer efeito no crescimento, sobrevivência e integridade do enxerto. Por último, o enxerto obtido a partir da remoção de osso da costela tem um comprimento de cerca de 10-14 cm e não necessita de periósteo, sendo que em todos os casos são suficientes 2 mm de cartilagem.

Enxerto ósseo do crânio (calvária)

Duas grandes vantagens que são consideradas para os enxertos ósseos do crânio são o facto de o osso poder ser colhido sem o risco de interferir com o funcionamento de estruturas vitais como o pulmão, e também o facto de a cicatriz da cirurgia ficar completamente escondida. A cirurgia é efectuada por meio de um procedimento cirúrgico, que se prolonga desde a parte de trás da cóclea até à mesma zona no ouvido oposto. O periósteo é levantado e determinamos os limites exteriores do enxerto com uma peça de mão cirúrgica e o osso é retirado através de uma osteotomia. O local da incisão deve ser cuidadosamente lavado para limpar os restos da remoção do osso e depois a ferida é fechada.

Enxerto ósseo da tíbia (planalto tibial)

A tíbia é outra fonte de enxerto de osso esponjoso. Podem ser removidos cerca de 25-40 cm de osso da zona sem afetar a função e o suporte dos tecidos. Para este efeito, um corte direto permite-nos aceder à projeção externa da tíbia, o que pode ser realizado no consultório com anestesia local. Um dos casos de utilização da tíbia como dador de transplante são os pequenos enxertos ósseos, como lesões ósseas na boca, maxilar e face. Além disso, esta fonte pode ser utilizada como dador auxiliar quando a bacia já foi operada várias vezes e o volume ainda é pequeno. Não existe material ósseo suficiente para ser utilizado. Após a remoção do osso, a área é completamente fechada e pede-se ao doente que não ande durante 3 dias e não corra durante 3 semanas, e que se abstenha de actividades desportivas durante 6 semanas.

Enxerto ósseo da bacia (ilíaco)

Parte anterior: Existem diferentes formas de aceder a esta zona para a remoção do osso. Mas, em qualquer caso, é necessário verificar a anatomia da zona. O objetivo da extração de osso da pélvis é obter um volume suficiente de osso esponjoso com uma perda mínima de sangue e o efeito na função muscular durante a marcha, dois factores importantes que afectam a quantidade de sangue que o doente perde e o tempo que o local da cirurgia fica aberto. Duas estruturas anatómicas importantes que estão relacionadas com os distúrbios da marcha são o músculo fáscia lata e o músculo psoas maior, devido à função destes dois músculos na elevação da perna na articulação femoral, a ocorrência de inflamação, lesão e qualquer tipo de cicatriz nestes músculos pode causar problemas.

Por isso, é preferível entrar na zona pelo lado medial, porque o acesso pelo lado medial afecta apenas o músculo grande ilíaco, que não é muito eficaz na marcha normal, embora um hematoma grande e um traumatismo grave nesta zona provoquem inflamação e alterações da função muscular.

Psoas, que por si só interfere no processo de caminhada. Além disso, há troncos nervosos sensoriais nessa área da pelve, mas felizmente não há nervo na área cirúrgica, não há movimento e danos ao nervo ilio-hipogástrico, que é um ramo desse tronco nervoso, causa dormência da pele no anterior 1.3 da pelve, e também trauma no nervo subcostal causa dormência imediata ou dormência da pele abaixo e ligeiramente fora da coluna. O terceiro nervo que raramente é lesado é o nervo cutâneo femoral lateral, e o hematoma na zona medial exerce pressão sobre este nervo e causa dormência de curta duração neste nervo. Desta forma, de acordo com a anatomia mencionada, a incisão nesta zona deve começar a 1 cm da parte superior anterior da coluna vertebral e continuar até à saliência óssea da bacia, embora se deva ter sempre em atenção que o osso esponjoso nesta zona está apenas 2 a cm3 acima do osso pélvico, enquanto a parte posterior tem um maior fornecimento de osso esponjoso, o que é considerado uma limitação no enxerto desta zona.

A parte posterior

Como já foi referido, a taxa de rendimento da parte anterior do osso pélvico na maioria dos adultos é de cerca de 50, e esta pequena quantidade deve-se a danos nos músculos móveis do pé durante a marcha, ao corte do osso, ao longo tempo de remoção do osso e, consequentemente, a um aumento do volume. O sangue perde-se. Por isso, nos transplantes que requerem mais de 50 cc de osso esponjoso, sugere-se a utilização da parte posterior. Na parte posterior, obtém-se o dobro da parte anterior em metade do tempo de osso esponjoso. A principal chave para reduzir a quantidade de perda de sangue em transplantes da parte posterior é a posição do paciente, e a principal razão para reduzir a dor e as lesões é a anatomia da área.

O acesso ao local da operação só pode ser feito pelo exterior, e isto deve-se à presença do apêndice sacral, embora a estrutura muscular desta área inclua o grande músculo glúteo, e isto deve-se ao facto de estes músculos não participarem na marcha. Por conseguinte, a perturbação do movimento é minimizada. A maior fonte de osso esponjoso está localizada sob a junção do músculo glúteo grande e adjacente ao processo sacral. O melhor corte é na forma de uma linha curva que começa acima do local palpável de fixação do músculo glúteo e continua até. Durante o corte, devem ser evitados danos nos nervos cuneais superior e médio. As complicações do enxerto ósseo da anca não são muito frequentes. Embora algumas destas complicações não sejam graves, aumentam o desconforto do doente e prolongam o período de recuperação.

As complicações secundárias da remoção do enxerto da pélvis incluem as seguintes:

- I - Perda de sangue;

- II- Hematoma;
- III- Danos nos nervos da zona;
- IV- Dores fortes;
- V- Hérnia;
- V-I Deformações do aspeto;
- VII- Turk;
- VIII- Instabilidade pélvica;
- IX- Deslocamento da articulação da anca;
- X- Distúrbio da marcha;
- XI- Lesões do trato urinário;
- XII- Crescimento da aponeurose óssea;
- XIII- Infeção.

Cockin, ao analisar 118 casos de retirada de enxerto do osso pélvico, observou a ocorrência de complicações maiores em apenas 4,3% dos casos e a ocorrência de complicações secundárias em 6% deles. Foram observados dois casos de dor na coxa, um caso de hérnia e um caso de luxação da anca. Os efeitos colaterais incluem dor, aumento da sensibilidade e dormência na coxa.

Younger e Chapman revisaram o histórico médico de 239 pacientes com 243 enxertos ósseos. Em geral, a incidência de complicações maiores foi de cerca de 6,8%, incluindo infeção (2,5%), hematoma extenso (3,3%), re-cirurgia (3,8%), dor por mais de 6 meses (2,5%), perda de sensibilidade (1,2%) e cicatrização foram desfavoráveis. Os efeitos secundários tiveram uma prevalência de cerca de 6,20 e a infeção superficial, problemas menores na ferida, perda temporária de sensibilidade e dores ligeiras.

Mediadores da manutenção dos enxertos ósseos

A água destilada e outras soluções hipotónicas têm contra-indicações para o seu consumo como meio de manutenção de células ósseas. Estas soluções difundem-se na célula a partir do exterior da membrana celular devido ao gradiente de concentração e provocam o inchaço do citoplasma e a morte celular. O contacto das células transplantadas com a água é

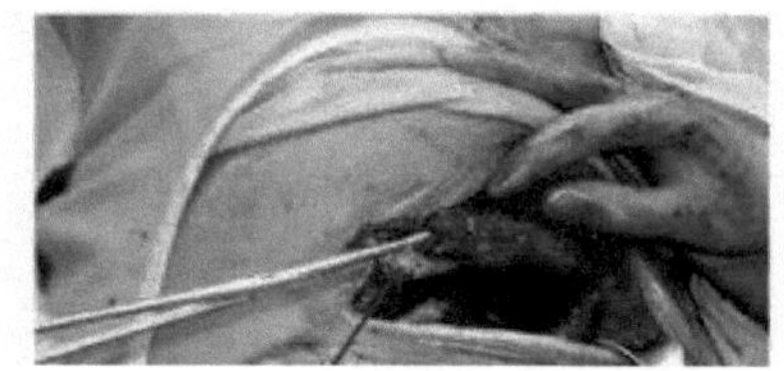

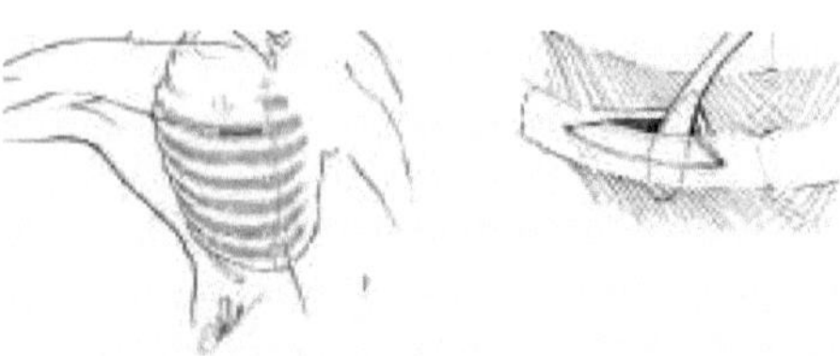

normalmente acidental e ocorre durante o processo de produção, como a colheita de ossos, a esterilização, etc. e isto

Fig. 18. Remoção do enxerto do osso da costela

O contacto acidental com a água provoca a lise das células em 30 minutos ou menos. A manutenção de enxertos ósseos numa esponja embebida em sangue como método experimental é uma técnica aceite há anos. No entanto, muitos estudos demonstraram que esta ideia não é muito correcta e foram observados os efeitos nocivos deste agente nas células ósseas. Embora, à partida, o sangue pareça funcionar como um meio adequado, o sangue coagulado não tem as características do sangue fresco. O sangue coagulado possui factores tóxicos para a membrana celular, como a lisozima, e fibrinólise, além disso, as células ósseas colocadas na esponja de sangue sofrem graus de ressecamento que são eficazes na morte celular. Atualmente, o meio de sangue não é utilizado como conservante.

A solução salina é outro meio de armazenamento e é um dos materiais mais utilizados. Foi demonstrado que a solução salina pode manter a viabilidade celular em cerca de 93-95% no espaço de 4 horas, embora a atividade celular diminua após a imersão em solução salina e os factores de crescimento também sejam eliminados. O meio mais ideal para manter o meio de cultura de tecidos está disponível como uma solução isotónica com um PH de cerca de 7,42 e contém materiais orgânicos e inorgânicos para alimentar as células. A vantagem de utilizar um meio de cultura de tecidos é não só preservar a vida de todas as células, mas também preservar a atividade das células de forma óptima.

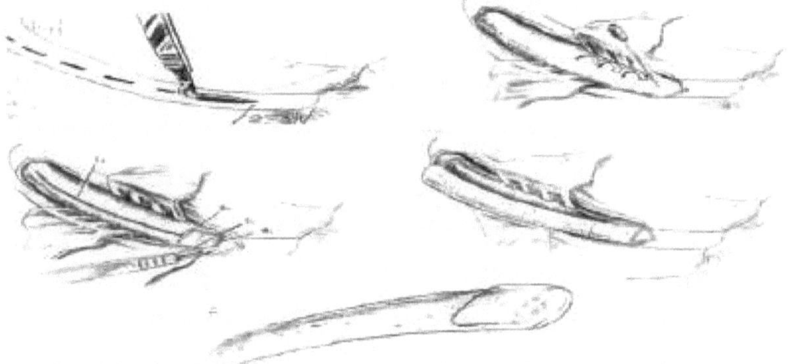

Figura 19. Ligação costocondral. Primeiro, toca-se na costela pretendida e depois marca-se a zona de incisão com uma caneta esterilizada. A incisão deve ser feita exatamente sobre a costela. O corte começa a uma distância de 2-3 cm no lado lateral da junção costela-esterno e estende-se até à área necessária para o enxerto no lado lateral.

Com a descoberta de uma parte anatómica do dente sob o periósteo e o pericôndrio, é utilizada uma agulha de calibre 22 para determinar a localização da cartilagem do dente. Na ressecção inicial, cerca de 1 cm da cartilagem é removido juntamente com algum osso necessário. Após a determinação da junção costocondral, a sua localização é marcada com uma caneta cirúrgica e iniciamos a incisão a partir do lado lateral e estendemos para o lado medial até atingirmos um ponto 1 cm lateral à junção costocondral. Nesta zona, é efectuada uma incisão vertical. A mesa de meio comprimento estende-se até às zonas sup e inf, mas é de notar que deve ser feito um corte no interior da costela. De seguida, fazemos dois cortes horizontais acima e abaixo da costela no periósteo e no pericôndrio e estendemos a conexão costocondral anteriormente para o lado medial. Em seguida, no lado medial da conexão costocondral, fazemos um corte vertical que inclui a cartilagem.

Colocamos a restauração e o pericôndrio na superfície externa da costela, depois cortamos a costela no comprimento necessário com uma broca cirúrgica. Antes de utilizar a costela em vez do côndilo, devemos modificar a sua parte cartilaginosa de modo a que apenas 3-5 cm de cartilagem permaneçam à volta do osso.

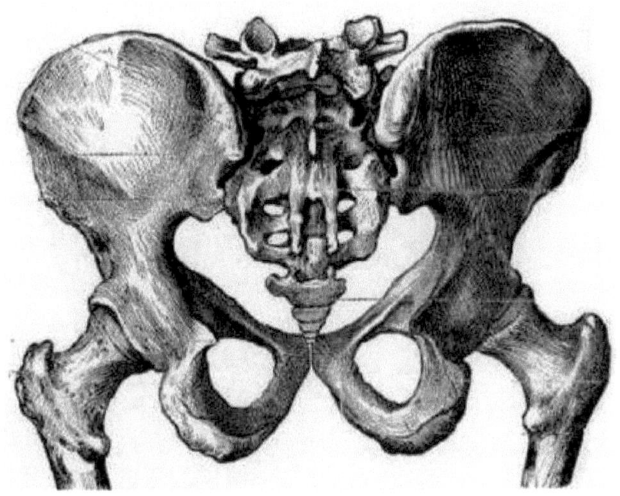

Figura 20. Vista esquemática do osso pélvico

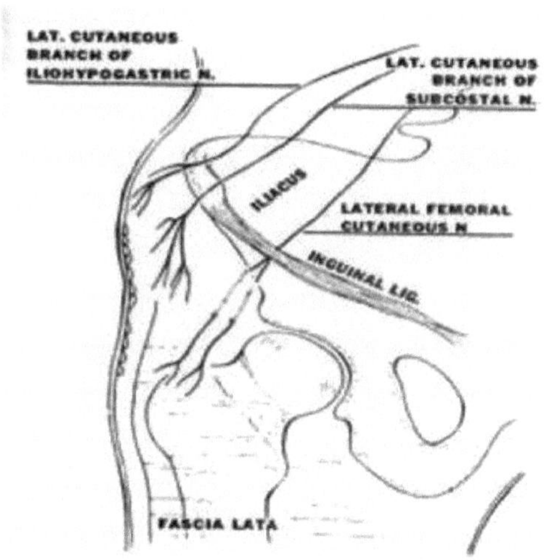

Figura 21. Anatomia da parte anterior da pelve

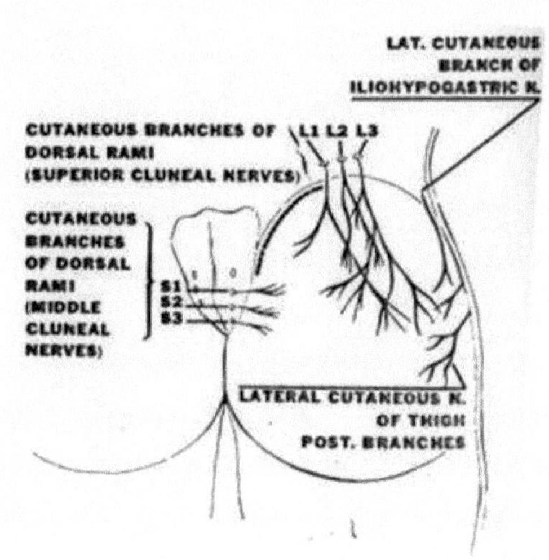

Figura 22. Anatomia da parte posterior da pelve

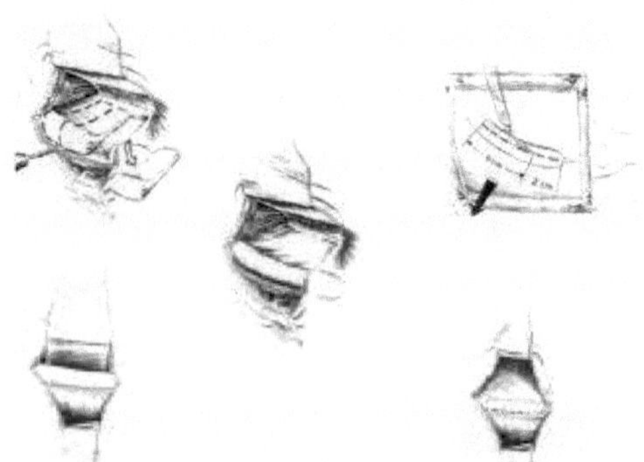

Figura 23. Remoção de osso da parte anterior da bacia com a ajuda de um osteótomo

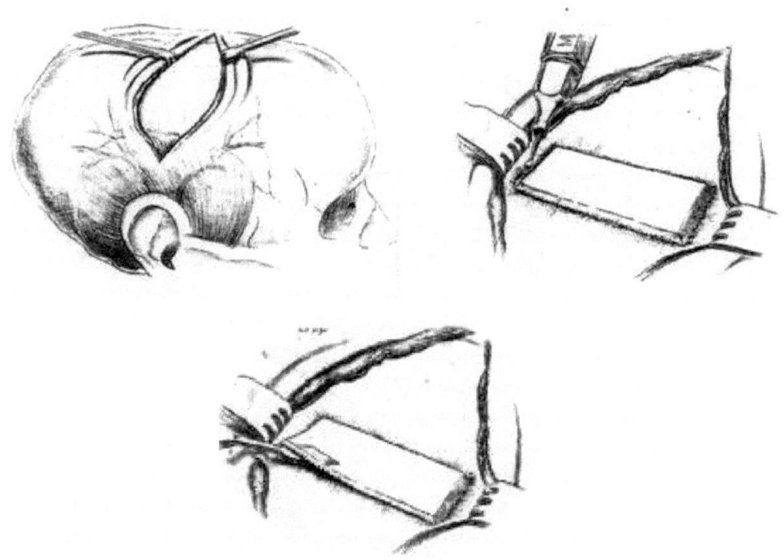

Figura 24. Remoção de osso do crânio: O corte inicial da pele é efectuado.

A remoção do tecido até à zona da calvária é efectuada com uma lâmina de diatermia. Em seguida, separamos o periósteo do osso com um elevador de periósteo nos lados anterior e posterior. Utilizando uma broca média a grande e uma peça de mão rotativa, determina-se o limite do fragmento ósseo. A profundidade do sulco criado deve ser tal que entre na medula óssea. Em seguida, o sulco é feito a partir do exterior, o que faz com que o osteótomo com fio entre no sulco no passo seguinte. Separamos o córtex exterior do osso com a utilização de um osteótomo reto ou suavemente curvado.

Capítulo 19

Aloenxertos

Este grupo de transplantes inclui

transplantes que são doados de uma pessoa para outra e é uma boa solução para os problemas que enfrentamos nos transplantes autógenos. Os aloenxertos estão facilmente disponíveis e têm uma grande variedade em termos de tamanho e forma. Estes materiais proporcionam um suporte tecidular rápido para estabilizar o enxerto sem grande necessidade de ferramentas ou andaimes. Os aloenxertos fornecem andaimes biológicos que são gradualmente substituídos pelo osso do doente. Os maiores problemas envolvidos na eficácia dos aloenxertos são a rejeição imunológica do enxerto, o atraso na união, a incapacidade de criar integridade e, finalmente, a ocorrência de fissuras no enxerto, o que não é invulgar. A integração dos enxertos de aloenxertos com o tecido hospedeiro é feita lentamente e a vascularização ocorre a uma velocidade e densidade menores. A transmissão de doenças é outro problema dos aloenxertos. O ponto fraco mais importante dos aloenxertos é o facto de estes materiais não terem vida e não poderem cooperar diretamente na formação óssea. Burwell misturou medula óssea autógena com aloenxerto para resolver este problema. A utilização de medula óssea autógena mostra uma elevada capacidade de ossificação nos enxertos de aloenxerto e xenoenxerto. Os aloenxertos devem ser preparados rapidamente após a morte, devidamente esterilizados e submetidos ao processo de preparação o mais rapidamente possível. Este processo inclui os seguintes resultados:

- Minimizar a antigenicidade do transplante;
- Evitando a degradação da qualidade do enxerto devido ao efeito das enzimas proteolíticas, é assegurada a manutenção da estrutura mecânica do enxerto.

Existem diferentes métodos para preparar osso fresco congelado e osso liofilizado. Os aloenxertos congelados são processados logo após a sua preparação. A duração exacta do seu armazenamento não é conhecida. No entanto, com base no conhecimento do atraso da decomposição a baixas temperaturas, a redução da temperatura aumenta o tempo de armazenamento de aloenxertos a 15 a 530, e utilizando congeladores domésticos, o armazenamento de ossos a longo prazo é muito difícil. Esta forma de proteção não é recomendada. Porque os cristais de gelo crescem rapidamente neste intervalo de temperatura e afectam a viabilidade do material. A congelação a uma temperatura de 76 é conseguida utilizando gelo seco. É possível um melhor armazenamento a uma temperatura de 60 a 90 e utilizando congeladores de laboratório, bem como a uma temperatura de 150 °C e inferior, utilizando um congelador e gases de arrefecimento. A uma temperatura próxima de -70, a formação de cristais de gelo é retardada. O osso preparado a uma temperatura de -70 pode ser armazenado durante vários anos. Além disso, a congelação num agente de arrefecimento, como o glicerol, numa intensidade de frio controlada, é uma solução adequada. A congelação e secagem é um processo em que o osso é primeiro congelado a -70°C e depois refinado em vácuo. O osso é preservado nestas condições até que o seu teor de água seja reduzido para 5% ou menos. O osso preparado nestas condições pode ser conservado à temperatura ambiente e em condições de vácuo.

Osso fresco congelado

Trata-se de enxertos ósseos obtidos de uma pessoa e utilizados noutro doente. Existem dois problemas principais com os enxertos frescos congelados que impediram a utilização deste tipo de enxerto:

- Compatibilidade cruzada: A classificação dos tecidos deve ser efectuada para evitar a rejeição de tecidos ou um tipo de rejeição de corpos estranhos.
- Mistura sem doenças, existe a possibilidade de transmissão e propagação de doenças infecciosas com um enxerto de ameixa fresco.

Osso liofilizado

Existem dois tipos de enxertos ósseos liofilizados: 1. liofilizado. 2- Liofilizado sem calcificação. O osso liofilizado é obtido por um processo de liofilização de osso cortical de cadáver.

O osso liofilizado descalcificado (DFDBA) é obtido por um processo semelhante ao do osso liofilizado, exceto que o processamento inclui a desmineralização em ácido clorídrico. O dador de osso é obtido a partir de um cadáver que já foi examinado para deteção de sífilis, hepatite e anticorpos contra o VIH. O osso liofilizado e descalcificado é transformado num pó que pode ser armazenado à temperatura ambiente durante muito tempo. Este material de enxerto ósseo é adquirido em bancos de tecidos.

O processo de liofilização remove o antigénio e impede o organismo de reagir ao corpo estranho. A investigação sobre enxertos ósseos liofilizados mostrou que 50% do osso foi recuperado em 63% dos defeitos tratados. Por exemplo, num defeito periodontal de 6 mm, foram obtidos 3 mm de osso em 63% dos defeitos tratados. A densidade óssea média obtida (3,1-6,2 mm) é semelhante à de outros materiais de enxerto. O tamanho das partículas desempenha um papel importante no sucesso deste método. O tamanho ideal situa-se entre 250 e 750 microns. As partículas muito pequenas são absorvidas rapidamente e as partículas muito grandes atrasam a adaptação do material de enxerto ao defeito. A preferência pela utilização de osso descalcificado em detrimento de outros tipos pode ser atribuída ao processo de descalcificação que afecta a proteína morfogénica óssea BMP. Assim, o potencial osteogénico do tipo descalcificado é superior ao do outro tipo. Embora os resultados obtidos em termos de preenchimento ósseo em defeitos periodontais sejam muito semelhantes entre os dois.

Em teoria, a exposição a BMP poderia desempenhar um papel importante, embora os resultados clínicos avançados não o tenham comprovado. O osso descalcificado liofilizado é a forma mais comummente utilizada. Foram concebidas várias medidas de segurança para evitar os riscos de infeção nos doentes submetidos a substituição óssea descalcificada liofilizada a partir de um cadáver. Em primeiro lugar, é examinada uma história clínica extensa, normalmente relatada pela família, para detetar anticorpos contra o vírus da SIDA. A PCR reduziu os testes de VIH de 6-8 semanas para dois dias. Além disso, estudos demonstraram que o processo de liofilização, a lavagem com álcool etílico e a utilização de ácido clorídrico provocam a inativação e a transmissão do VIH. De acordo com as novas estatísticas, a probabilidade de infeção pelo VIH é de 1800000 a 1:60000000 e até agora não foi registado nenhum caso. Os materiais contaminados que foram registados pelo centro de controlo de doenças são enxertos ósseos frescos e não osso descalcificado e seco congelado.

Propriedades mecânicas

As propriedades mecânicas dos enxertos ósseos diferem consoante o método de manutenção. No entanto, num estudo realizado por Sedlin, foi demonstrado que a congelação e o aquecimento não alteram significativamente as propriedades mecânicas do osso. Bright e Burstein, bem como Triantafyllou et al, obtiveram resultados semelhantes sobre as propriedades mecânicas do osso liofilizado e irradiado. Estes estudos, bem como vários outros realizados neste domínio, mostraram que a congelação e a secagem não causam qualquer perda na resistência à torção e à flexão do osso, mas esta informação não é verdadeira quanto à resistência à compressão. Os dados do trabalho de Pelker e colegas provaram que o osso recentemente congelado pode suportar melhor as forças de torção do que o osso liofilizado. Com todas estas explicações, é de salientar que as características biomecânicas iniciais deste tipo de enxerto irão alterar-se durante a absorção, consolidação e remodelação.

Teoria das duas fases da osteogénese

Ocorrem duas reacções básicas no osso transferido de uma zona para outra zona da mesma pessoa. A primeira reação que causa a regeneração óssea é composta principalmente por células transferidas no transplante que se multiplicam e produzem novos osteóides. A quantidade de regeneração óssea durante esta fase depende da quantidade de células ósseas transplantadas que sobreviveram durante o transplante. Especialmente quando o primeiro enxerto é removido do corpo, haverá fornecimento de sangue. Por conseguinte, as células do enxerto ósseo dependem da libertação de minerais do leito do enxerto (a área onde o enxerto está localizado) para continuarem a viver. Um número significativo de mortes de células ocorre durante o processo de enxerto, e esta primeira fase de regeneração óssea, por si só, pode causar a quantidade de regeneração óssea não significativa.

No entanto, esta fase é responsável pela formação de mais osso novo. Quanto mais células forem transferidas com sucesso, mais osso é formado.

O leito do transplante sofre alterações que levam à segunda fase da regeneração óssea na segunda semana. A produção intensa de novos vasos e a proliferação de fibroblastos começam após o transplante e, em breve, a osteogénese começa a partir dos tecidos conjuntivos do hospedeiro. Os fibroblastos e outras células mesenquimatosas diferenciam-se em osteoblastos e começam a produzir novo osso. Existem provas de que uma ou mais proteínas presentes no osso provocam estas reacções nos tecidos moles que rodeiam o leito ósseo. Esta segunda fase é também responsável pela integração do enxerto no seu substrato hospedeiro, que é efectuada por absorção, substituição e regeneração contínua.

A utilização de materiais indutores de ossificação para reparar defeitos ósseos

Os materiais atualmente utilizados para a ossificação são a DBM e o BMG. Devido às grandes quantidades de factores de estimulação óssea presentes na DBM ou BMG, estes materiais induzem a formação óssea ou aumentam o poder de cicatrização dos defeitos ósseos. Estes materiais são fáceis de preparar e, isoladamente ou em conjunto com outros materiais bioactivos (como vários compostos de fosfato de cálcio), conduzem à aceleração do crescimento ósseo e à formação de novo osso.

Os métodos habituais de estudo e aplicação da capacidade indutiva da matriz óssea são utilizados de três formas para estudar a capacidade indutiva da matriz óssea. O primeiro método é a utilização de pó de DBM e o segundo método é a utilização de BMG. Uma vez que a propriedade indutiva da matriz óssea se deve à presença de proteínas BMP na sua estrutura, durante a preparação de DBM ou BMG, tenta-se também incluir materiais adicionais da matriz óssea que não tenham um papel indutivo ou que impeçam a ocorrência da propriedade indutiva da matriz. O colagénio da matriz deve ser removido, bem como as enzimas endógenas que levam à destruição das proteínas induzidas na matriz.

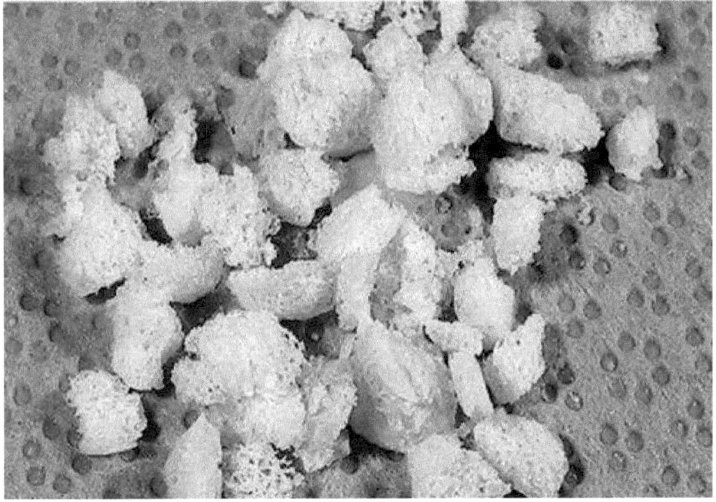

Figura 25. Lascas de osso

O segundo método: O método mais comum utilizado para preparar BMG é o método de Urist e seus colegas, que foi apresentado em 1973. O terceiro método de estudo e aplicação da capacidade indutiva da matriz consiste em extrair os factores indutivos ósseos ou proteínas BMP através de métodos bioquímicos e voltar a ligar cada uma das proteínas BMP a um suporte adequado e cultivá-lo no local desejado. A vantagem deste método é a seleção arbitrária de uma das proteínas BMP e a utilização de quantidades elevadas. Durante a cultura de pó ou BMG, apenas uma mistura de partículas de matriz com tamanhos de 200-800 (microns) pode induzir a formação de osso ou de dentina. Além disso, Bessho e Lizuka relataram em 1993 que qualquer que seja a idade do animal no qual o BMG foi cultivado, a atividade indutiva do BMG diminui.

O papel do colagénio na matriz na ocorrência de propriedades indutivas do pó ou BMG

In vitro, a maioria das células normais tem de estar fixada a um substrato sólido para a sua proliferação e distribuição. Esta propriedade é designada por dependência de ancoragem por Stoker e seus colegas. As células transformadas perdem esta propriedade e tornam-se independentes de ancoragem para crescer. O significado desta descoberta in vitro ainda não foi estabelecido. Embora a matriz de colagénio actue muito provavelmente como um substrato.

A importância da matriz de colagénio como substrato foi investigada em comparação com substratos químicos, tais como partículas de agarose em partículas com tamanhos finos e grossos comparáveis. Os resultados destas investigações mostram que as partículas de agarose só provocam, de forma consistente, a resposta celular das células gigantes. Por conseguinte, o substrato de colagénio in vitro pode ser mais suscetível de mostrar independência de ancoragem para a proliferação e diferenciação celular. Se tivermos em conta o facto bem conhecido de que a maioria das matrizes extracelulares - especialmente dentes e ossos - são colagénicas, os resultados das observações tornam-se mais estáveis. Deste ponto de vista, existe a possibilidade de a matriz de colagénio do dente ou do osso atuar como um fator essencial na ação mútua e local da célula matriz.

Como a DBM induz a ossificação A DBM induz a ossificação através do método intra-cartilaginoso e assemelha-se muito ao processo natural de crescimento e formação óssea.

Pela primeira vez, Reddi e os seus colegas investigaram o processo de indução da ossificação da DBM em ratos. Com base nos resultados da investigação destes investigadores, a implantação de DBM começa por provocar a formação de hematoma e a acumulação de plaquetas na área do defeito. Esta fase é seguida, no prazo de 18 horas, pela migração de células polinucleares de leucócitos para o local de implantação. Após esta fase, é a vez das células mesenquimatosas do tipo fibroblastos migrarem para esta área. Estas células estabelecem um contacto estreito com a substância implantada. Por outro lado, a fibronectina presente no plasma também se liga às partículas de DBM e pode facilitar a interação célula-substância. A fase seguinte é a fase da mitose, que ocorre no terceiro dia após a cultura da DBM. A DBM implantada provoca a síntese de ariteno descarboxilase, que é o primeiro sinal de proliferação celular. Depois, a interação entre a DBM e as células mesenquimatosas leva à sua diferenciação em células condroblásticas no quinto dia após a implantação. Na continuação deste processo, os condroblastos com núcleo central aparecem no material implantado e diferenciam-se em condrócitos. Por conseguinte, não serão observados condrócitos na periferia do material implantado. Na fase de formação da cartilagem durante 1-8 dias após a implantação da DBM, observa-se a participação de proteoglicanos específicos da cartilagem.

A síntese destes proteoglicanos diminui no nono dia após a implantação e na fase de calcificação da cartilagem. Isto acontece de forma espontânea. Durante 10-12 dias, com o aparecimento de células gigantes multinucleadas, os condrócitos degeneram e desintegram-se. Nesta fase, observa-se um aumento da invasão de botões vasculares, que coincide com o aparecimento de células semelhantes a osteoblastos. Nesta altura, a formação de osso novo e a mineralização podem ser medidas pela formação de cristais de cálcio no material implantado e pelo aumento da atividade da fosfatase alcalina - que está intimamente relacionada com a formação de osso novo. A re-formação de osso recém-formado tem lugar entre 12 a 18 dias após a implantação de DBM, que é controlada e regulada pelo aumento da atividade das enzimas lisossomais fosfatase ácida, arilsulfatase e beta-glucuronídeos. Finalmente, cerca do 21° dia após a implantação da DBM, a medula óssea é identificada nos ossos ovais recém-formados.

Calcificação no local de implantação do BMG

No local da cultura intra-cartilaginosa de BMG, observa-se um tipo especial de calcificação à volta da maioria dos fragmentos de BMG no quinto e sétimo dias após a cultura. Presume-se que este tipo de calcificação ocorre sem qualquer mediador celular. Por esta razão, Takagi e Yamashita chamaram-lhe deposição mineral sem a mediação de células AMD para a distinguir da calcificação que ocorre no local de formação de novo osso. Os AMDs apresentam-se inicialmente sob a forma de pequenos depósitos esféricos calcificados que crescem gradualmente e se ligam uns aos outros. Os sedimentos calcificados na área do BMG incluem hidroxiapatite, apatite carbonatada e vários constituintes de fosfato de cálcio, que ao longo do tempo, os dois primeiros compostos dominam no ambiente. Takagi e Yamashita relataram que a calcificação raramente é observada antes do sétimo dia no meio de cultura BMG, mas esta calcificação é visível a partir do décimo dia. Afirmaram que a DMA pode ser observada no quinto dia em algumas amostras. O processo de aumento da quantidade de cálcio continua desde o primeiro dia até ao 15° dia, altura em que os compostos AMD se transformam gradualmente em hidroxiapatite.

Mecanismo de calcificação em cultura BMG

Acredita-se que o mecanismo da DMRI seja diferente do da calcificação durante a formação do osso ou da dentina. O cálcio e o fosfato presentes na composição da DMRI são provavelmente fornecidos através de vasos sanguíneos e depositados em alguns remanescentes do BMG através de um mecanismo de nucleação não uniforme. A concentração de minerais na região do BMG depende provavelmente da arquitetura e da estrutura do BMG e não da sua composição bioquímica.

Importância da calcificação em culturas BMG

Linden referiu em 1975 que a AMD é um pré-requisito importante para a indução da osteogénese. Urist e os seus colegas referiram, em 1977, que tinham extraído uma proteína da matriz óssea que inicia e acelera a calcificação, tendo-lhe dado o nome de CIP. A DMRI começa provavelmente como depósitos de cálcio e fosfato nas partículas de BMG. Por conseguinte, a BMG não só actua como transportadora e transportadora de BMP para o tecido circundante, mas também como local de armazenamento de minerais necessários para a formação óssea.

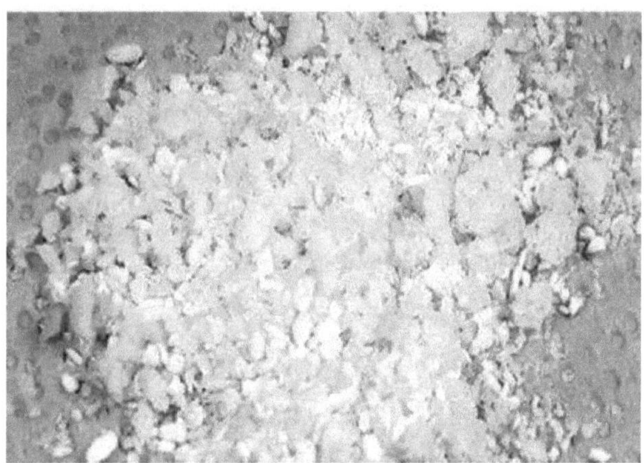

Figura 26. Partículas de osso

Induzir a formação óssea ou aumentar o poder de cicatrização de defeitos ósseos. Estes materiais são fáceis de preparar e, isoladamente ou em conjunto com outros materiais bioactivos (como vários sais de fosfato de cálcio), conduzem à aceleração do crescimento ósseo e à formação de osso novo.

O percurso histórico da utilização da DBM

Senn foi o primeiro a utilizar, em 1889, a DBM obtida a partir de ossos de bovinos para reparar defeitos ósseos criados no crânio de um cão. Ele concluiu que essa substância cria uma estrutura para o crescimento ósseo na margem da lesão, mas não causa uma recuperação completa do defeito criado. Ray et al. em 1957 e Hejna et al. em 1963 observaram a cicatrização de defeitos de tamanho crítico após o uso de DBM em ratos. Freiberg observou em 1964 que o osso de aloenxerto desmineralizado acelera o processo de cicatrização de defeitos ósseos em comparação com o osso alogénico não desmineralizado ou o osso sem proteínas. Finalmente, Urist demonstrou em 1965, através da aplicação de DBM por via subcutânea ou intramuscular em roedores e coelhos, que a DBM conduz à formação óssea nestes animais. Em 1981, Glowacki e os seus colegas implantaram DBM em lesões criadas no osso parietal de ratos e concluíram que o processo de ossificação resultante era semelhante ao processo de ossificação resultante da implantação intra-muscular de DBM.

Em 1983, Thomas preparou DBM a partir de ossos de ratos e, ao criar grandes fracturas em fémures de ratos, após 12 semanas, observou uma cicatrização bem sucedida no local da cultura de DBM. Na avaliação deste cientista, os estudos biomecânicos indicaram que o osso fabricado por DBM tinha uma resistência comparável à do osso natural.

Num estudo de 1987, Gepstein e os seus colegas removeram metade do osso do rádio em ratos. Na parte em que a DBM foi utilizada como ponte de enxerto, após 35 dias foi criada uma ponte óssea no local da lesão. Enquanto que nas partes que foram retiradas com finas lâminas de osso nativo enxertado, apenas se observou absorção do enxerto durante este período.

Em 1988, Aspenberg e os seus colegas prepararam DBM a partir do osso da fíbula de um macaco esquilo adulto e aplicaram-na no músculo quadricípite da mesma raça de macacos, tendo realizado o mesmo procedimento em ratos. Após 6 semanas, os locais desejados foram estudados e examinados. De acordo com os estudos de Aspenberg, o cálcio e a formação de cartilagem e de osso foram confirmados nos ratos, mas nada de semelhante foi observado nos macacos. A causa deste fenómeno pode ser: 1-fraqueza da condução óssea da matriz óssea dos macacos ou 2-fraqueza da resposta às mensagens de condução ou ambos os casos. De acordo com essas observações, Aspenberg concluiu que o uso da DBM em humanos e primatas enfrenta problemas. Num estudo de 1988, Janovec implantou DBM numa lesão de 17 mm do osso rádio de um coelho e observou que o material implantado foi gradualmente absorvido e substituído por novo osso, sem qualquer resposta imunitária do tecido.

Em 1991, Tiedman e colegas criaram um defeito segmentar de 6 mm em ambos os lados da diáfise da tíbia num cão adulto e fixaram-no separadamente e longe um do outro. De seguida, preencheram o local do defeito com medula óssea, DBM e uma combinação destes dois materiais e observaram que a medula óssea e a DBM, por si só, causam irritação óssea, mas a utilização da combinação destes dois materiais tem um efeito duplo no processo de formação óssea.

Citação de Fathi de Ikarnen e Korhonen - (1996) Ikarnen e Korhonen criaram defeitos de 2 mm na tíbia de 32 ratos, preencheram estes defeitos com DBM no grupo experimental e com auto-enxerto no grupo de controlo, e compararam a capacidade de formação óssea neste grupo. Neste estudo, a restauração com DBM foi mais bem sucedida.

Em 1991, Schwarz removeu uma secção de 30 mm do osso ilíaco em 8 coleiras de cães Mongrel. Nestes locais, implantou ossos esponjosos com e sem cálcio e, após 16 semanas, chegou à conclusão de que os fragmentos de osso esponjoso com e sem cálcio não aumentavam a capacidade de condução óssea de forma alguma e que estas partes não desempenham qualquer papel na velocidade de cicatrização.

Em 1992, Guizzard e colegas demonstraram que a DBM preparada a partir de ossos de bovinos induzia a fusão lombar em ratos.

Em 1993, Karl observou, ao remover completamente a metade superior da diáfise do cúbito inferior na cabeça de um coelho adulto e ao colocar pedaços iguais de matriz óssea desmineralizada nestas áreas, que na décima segunda semana após a operação, se formava osso novo em 81% dos animais. cria uma ponte óssea completa no local. Em 1993, Kleinschmidt e colegas utilizaram com sucesso a DBM com um suporte adequado para reparar grandes lesões cranianas em coelhos. Em 1994, Chakalakal investigou o efeito de diferentes PH na reparação por DBM. Nesta investigação, aplicando a DBM em fracturas de 5 cm no fémur e na tíbia de ratos e utilizando diferentes PHs, Chakalakal concluiu que o PH do fluido dos tecidos no local da reparação desempenha um papel na regulação da reparação e da deposição de minerais no local da fratura óssea e que, com o aumento do PH, a deposição de elementos no local aumenta.

Zhang e os seus colegas, em 1997, ao induzirem o processo de formação óssea da DBM, referiram que o método de desmineralização, o tamanho das partículas ósseas utilizadas e o tipo e tipo de dador de enxerto podem afetar significativamente a indução da formação óssea. Em 2004, Moghadam e os seus colegas da Universidade de Toronto, Canadá, num estudo realizado em 30 coelhos da Nova Zelândia, compararam os efeitos do gel de DBM com três materiais industriais de hidróxido de cálcio e DBM, cimento de fosfato de cálcio e pó de osso medicinal. Neste estudo, as vistas radiográficas e histológicas preparadas a partir das amostras foram examinadas em dois intervalos de tempo de 6 e 12 semanas. Os resultados desta investigação mostraram que o gel DBM é um material muito eficaz para a construção de ossos e desempenha o seu papel na indução da formação óssea. A adição de hidróxido de cálcio ao gel de DBM não tem qualquer papel na aceleração ou na melhoria da qualidade do processo de formação óssea, e os outros materiais utilizados neste estudo não são capazes de acelerar o processo de formação óssea em coelhos, porque as cavidades que contêm estes compostos não têm qualquer superioridade em termos radiográficos e histológicos. Não houve preenchimento da cavidade com DBM. Estes materiais, nomeadamente o hidróxido de cálcio, o cimento de fosfato de cálcio e o pó de osso how medical, apenas criaram um suporte para a formação óssea, o que se deve às suas propriedades osteocondutoras.

Gelatina de matriz óssea (BMG)

O método heurístico é o método mais comum de preparação do BMG. No método Urist, em primeiro lugar, os ossos longos do animal desejado são separados dos tecidos circundantes e imediatamente transferidos para azoto líquido, para que as proteínas induzidas na estrutura óssea não sejam desnaturadas. Em seguida, os ossos são retirados do azoto líquido e, depois de separar os tecidos moles dos ossos, são divididos em pedaços de vários centímetros. Em seguida, utiliza-se uma solução de clorofórmio-metanol para extrair lípidos e enzimas endógenas ou para inibir estas enzimas, e uma solução de ácido clorídrico normal a 0,6 para desmineralizar os fragmentos de osso e extrair as proteínas solúveis em ácido. Até esta fase, a substância resultante é designada por matriz óssea desmineralizada ou DBM. Para preparar a BMG a partir da DBM, devem ser efectuados os seguintes passos:

Em primeiro lugar, utiliza-se uma solução de cloreto de cálcio 2 M para extrair polissacáridos proteicos com baixo peso molecular e, em seguida, utiliza-se uma solução de EDTA 5,0 M para extrair cálcio e fosfolípidos livres de fragmentos ósseos em vez de cloreto de lítio 8 M para enrugar o colagénio. Depois colocamo-lo e, finalmente, utilizamos água destilada a uma temperatura de 55 graus Celsius para separar as partículas solúveis em água. Neste passo, o BMG é preparado e, em seguida, o BMG resultante é liofilizado até podermos transformá-lo num pó. Devido à colocação do osso nas soluções acima mencionadas e referindo-se à investigação de Janovec e dos seus colegas em 1988, o BMG tem baixa antigenicidade e é estéril se for armazenado corretamente.

Aplicação de BMG em músculos e ossos

Em 1990, Yamashita, depois de preparar BMG de ratos Spiragiodauli, utilizou-o em duas formas de pó e massa densa no músculo rectus abdominis de ratos da mesma raça. Na forma de pó de BMG utilizada por Yamashita, o tamanho das partículas era de 75-500 microns, e a forma densa de BMG foi preparada adicionando cloreto de hidrogénio-guanidina 4M e centrifugando-a. Após 5 semanas, os ratos foram mortos e, em avaliações histológicas, verificou-se que as amostras que continham BMG em pó formavam mais osso e cartilagem do que a forma densa de BMG. Além disso, nestas amostras, a atividade da fosfatase alcalina, bem como a deposição de substâncias minerais aumentaram e a vascularização aumentou.

Segundo Joneidi, a cartilagem que se está a transformar em osso é uma fonte rica em fosfatase alcalina. A fosfatase alcalina está diretamente envolvida na formação óssea de duas formas:

1-Através da hidrólise de ésteres orgânicos de fosfato, aumenta a concentração de base fosfatada no líquido que envolve as células.

2-Ao remover e eliminar substâncias que são anti-cristais de fosfato de cálcio, a enzima fornece a base para o surgimento e criação desses cristais.

Em 1991, Yamashita efectuou exames histológicos nos dias 3, 5, 7, 10 e 15, colocando BMG no músculo estriado de ratos Spragiodauli (. S. D). Este investigador concluiu que, no quinto e sétimo dias após a implantação do BMG, se observa um tipo de depósito de cálcio, que inclui hidroxiapatite e apatite carbonatada. Yamashita chamou a este depósito um depósito mineral sem a presença de células (AMD). Observou que, no terceiro dia, as fibras musculares à volta do local de aplicação do BMG estavam danificadas e, no quinto dia, a atividade da fosfatase alcalina aumentou e, no sétimo dia, juntamente com a deposição de cálcio, também se observou a estrutura da cartilagem e, no décimo dia, formou-se novo osso no local.

Em 1991, Jin investigou o efeito do BMG humano em 38 doentes. Destes 38 doentes, 22 doentes tinham perdido parte do osso devido à remoção de um tumor, três doentes tinham osteomielite crónica e cinco doentes tinham atraso na cicatrização. Em 8 pacientes, o BMG foi usado para o tratamento de fissura espinhal. 45 dias após a aplicação do BMG, as camadas ósseas foram observadas como sombras com alta densidade nas radiografias. Em 36 pacientes, 2-6 meses após a operação, houve restauração óssea completa. A falha da reparação nos outros dois doentes deveu-se a uma infeção óssea crónica.

Hiva observou em 1993, utilizando BMG humano em 24 pacientes com fracturas ósseas, que normalmente o local da fratura óssea nos pacientes é preenchido com novo tecido ósseo em 2-4 meses após a cirurgia.

Em 1999, Lee e os seus colegas investigaram as propriedades de ossificação da combinação de BMG e gesso em 16 coelhos da Nova Zelândia. Neste estudo, foi colocada uma combinação de BMG e gesso no osso do rádio de um lado, o grupo experimental, e no lado oposto foi utilizado apenas BMG em 8 casos, e o osso preservado em álcool foi utilizado como grupo de controlo. O processo de cicatrização dos defeitos ósseos foi avaliado por radiografia e testes histológicos. Os resultados mostraram que a formação óssea no grupo experimental foi significativamente melhor e mais rápida do que no grupo de controlo. Por conseguinte, Li e os seus colegas concluíram que a combinação de BMG e gesso é adequada para a substituição de enxertos ósseos. No grupo experimental, 12 semanas após a cirurgia, a reparação óssea estava completamente concluída.

Noutro estudo realizado por Bai e seus colegas em 2000, a propriedade de indução óssea do BMG foi avaliada no espaço intervertebral de coelhos. Nesta investigação, a esponja de gelatina, a DBM e o osso conservado em álcool também foram comparados com o BMG. Neste estudo, os coelhos foram divididos em três grupos. O primeiro grupo às 4 semanas, o segundo grupo às 8 e o terceiro grupo às 12 semanas após a cirurgia foram avaliados radiográfica e histologicamente. Neste estudo, o BMG induziu a formação óssea melhor do que os outros. Estes investigadores concluíram que o BMG é um material ideal para induzir a formação óssea. Em 2002, Hugh e os seus colegas descobriram que a combinação de gelatina, uma matriz óssea alogénica parcialmente descalcificada, com cimento ósseo é um biomaterial ideal para enxertos ósseos.

Num estudo realizado por Chen e You em 2004, a utilização de BMG juntamente com cefazolina foi avaliada em grandes defeitos ósseos. A cefazolina é combinada com BMG através de técnicas de liofilização e absorção em vácuo, e este composto é designado por C-BMG. Os resultados desta investigação mostraram que a C-BMG pode libertar cefazolina em concentrações medicinais eficazes e tem uma excelente capacidade para reparar defeitos ósseos parciais. Esta combinação pode ser utilizada para reparar defeitos segmentares em ossos longos e também para prevenir a infeção pós-operatória.

Em 2005, Geng e colegas investigaram o efeito da osteoporose nas propriedades do BMG. Neste estudo, foram seleccionados 68 ratos fêmeas da raça SD, com cerca de 121 semanas de idade. Em seguida, os ratos foram divididos aleatoriamente em dois grupos iguais. No grupo experimental, os ovários dos ratos foram removidos, mas no grupo de controlo, esta operação não foi efectuada. 90 dias após a operação, 10 ratinhos de cada grupo foram mortos para garantir a ocorrência de osteoporose após a operação de remoção dos ovários, e a sua densidade óssea do fémur foi medida. Em seguida, foi criado um defeito com um diâmetro de 8 mm (defeitos de tamanho crítico) nos ossos da calvária dos restantes 48 ratinhos e, depois, foi implantado BMG nos defeitos criados. Os ratos estudados foram mortos no 21° e no 56° dias após a operação e foram submetidos a uma avaliação radiográfica e histológica. Com as avaliações, Geng observou que a quantidade de osso no grupo experimental era menor do que no grupo de controlo, a quantidade de mineralização do calo ósseo era menor no grupo experimental e a relação entre o cálcio e o fosfato no calo ósseo do grupo de controlo em comparação com o grupo experimental, em ambos os intervalos de tempo mencionados, tinha uma diferença significativa. Estes cientistas concluíram que a osteoporose reduz a eficiência do BMG na reparação de defeitos ósseos e, provavelmente, o estrogénio pode desempenhar um papel importante na regeneração óssea juntamente com os materiais de substituição óssea.

Num estudo de 2005, Yin e os seus colegas investigaram o efeito do BMG bifásico e das células estaminais mesenquimatosas autólogas na regeneração de defeitos da cartilagem articular. No seu estudo, estes investigadores utilizaram 32 cabeças de coelho branco da Nova Zelândia, um andaime bifásico interno de BMG, um lado do qual era um cilindro esponjoso poroso e o outro lado era osso cortical, cada um com uma espessura de 3 mm, da pélvis e dos ossos do braço de 5 coelhos e foi preparado com o método químico. As células estaminais mesenquimais foram isoladas de 18 coelhos da Nova Zelândia e induzidas a expressar o fenótipo de condrócito. Em seguida, estas células progenitoras de condrócitos foram implantadas no BMG bifásico resultante para organizar a regeneração dos tecidos. Foi criado um defeito de espessura total na cartilagem articular do côndilo médio do fémur em 27 coelhos. No grupo A, do lado direito, 18 cabeças de coelhos (a partir das quais foram preparadas MSC, BMG e células estaminais, e no grupo B, do lado esquerdo, os mesmos 18 casos de BMG, e nos restantes 9 coelhos, tanto do lado direito como do lado esquerdo, nos defeitos criados não foram implantados. Um mês após o transplante, a cartilagem e o osso subcondral foram construídos no grupo A. Com base nos resultados deste estudo, Yin e os seus colegas concluíram que a auto-BMG bifásica cria uma estrutura favorável para orientar a formação de tecido cartilagíneo que, juntamente com as células condrócitas produzidas pelas células MSC, conduzem à reparação adequada dos defeitos da cartilagem articular e do osso subcondral.

Numa investigação concluída em 2006 por Li e os seus colegas, para criar um tecido ósseo de cartilagem mono-unidade, as células de condrócitos de coelho foram cultivadas em gelatina de material ósseo durante 6 semanas e, em seguida, o tecido resultante foi analisado por histologia e métodos de localização imunitária. Foram avaliadas a MEV, o rastreio bioquímico e a análise da expressão genética. Neste estudo, foram criados cerca de 1,3 mm de cartilagem viável em BMG. Utilizando RT-PCR, imunohistoquímica, rastreio bioquímico e métodos histológicos, descobriu-se que o tecido resultante é cartilagem hialina com camadas semelhantes a cinturões, com elevada expressão de colagénio tipo II e elevado teor de proteoglicanos. No entanto, o conteúdo de hidroxil prolina e a expressão do gene do colagénio tipo 1 e das suas proteínas são significativamente inferiores. Estes investigadores concluíram que o BMG alogénico desmineralizado é um bom método para criar tecidos osteocondrais para organizar o efeito de criação de tecidos do ECBMG cartilaginoso.

Num estudo realizado pelo Dr. Sobhani e colegas da Universidade de Ciências Médicas de Teerão, foi investigada a desionização secundária na polpa de coelhos. Neste estudo experimental, 12 coelhos machos foram divididos em dois grupos de 8 (o primeiro grupo de quatro, e o segundo grupo foi dividido aleatoriamente). No primeiro grupo, o dente anterior de um lado foi considerado como grupo experimental, e do outro lado como grupo de controlo. No grupo experimental, foi efectuada a exposição pulpar e a ECBMG. O dente foi ligado, mas no grupo de controlo, após a exposição à polpa dentária ligada no segundo grupo, os coelhos foram mantidos como no primeiro grupo e foram mortos em intervalos de 28 e 60 dias, e a sua dentina natural foi utilizada para comparar os elementos de cálcio e fósforo com o primeiro grupo. Cada grupo foi estudado no 28° e 60° dias após a confirmação e preparação utilizando microscopia ótica e SEM; também foi efectuada a análise da nova matriz secretora para avaliar a densidade de minerais (cálcio e fósforo) em todas as amostras.

Observações ao microscópio de luz mostraram desionização secundária e formação de osteodentina pela indução de ECBMG no 28° dia. As investigações de MEV no 60° dia nas amostras experimentais mostraram uma massa mineralizada no local de cultura do ECBMG, enquanto não se observou tal massa nas amostras de controlo e no segundo grupo, e o espaço da polpa foi ocupado por uma massa de tecido não mineralizado. A análise da nova matriz secretora nas amostras experimentais indicou a presença de quantidades significativas de cálcio e fósforo em comparação com as amostras de controlo, mas a quantidade de cálcio e fósforo nas amostras experimentais foi próxima da quantidade destes dois elementos no segundo grupo. Os resultados mostraram que o cultivo de ECBMG no interior da polpa de dentes de coelho provoca a indução de células pulpares, a desionização secundária e a formação de osteodentina, pelo que parece que a utilização de ECBMG pode desempenhar um papel eficaz na reparação de defeitos relacionados com a dentina.

Noutro estudo realizado pelo Dr. Sargolzaei, pelo Dr. Sobhani e pelos seus colegas da Universidade de Ciências Médicas de Teerão, a indução da formação óssea pelo BMG foi investigada em lesões do osso parietal de ratos. Nesta investigação, foram utilizados 68 ratos adultos, que foram divididos aleatoriamente em dois grupos de controlo e experimental. Uma lesão com 5 mm de diâmetro foi criada no osso patelar e preenchida com 5 mg de BMG no grupo experimental. Para investigar o processo de indução e formação óssea, foram colhidas amostras nos dias 3, 5, 7, 10, 14, 21 e 28. Durante o terceiro a quinto dias após a implantação do BMG, observou-se a infiltração de células edematosas, vasos sanguíneos, células fibroblásticas e células gigantes multinucleadas no tecido conjuntivo à volta do BMG, e a matriz óssea recém-formada estava rodeada por células osteoblásticas. O processo de cicatrização continuou com o aparecimento de células de cartilagem na parte central da lesão, aumento dos vasos sanguíneos e nova formação óssea na periferia da lesão durante o sétimo dia. No décimo dia, o tecido cartilagíneo começou a calcificar e o novo osso expandiu-se mais. Devido ao aumento da calcificação do tecido cartilagíneo nas margens dos fragmentos de BMG, a quantidade de depósitos de cálcio aumentou durante o décimo quarto dia, e o novo osso formado juntamente com as cavidades da medula óssea formaram trabéculas ósseas. Foi observado tecido cartilaginoso altamente calcificado. No final do 28.º dia, era visível o osso relativamente maduro e o conteúdo de osteócitos sob a forma de filas regulares e circulares, células de osteoblastos activas e osteoclastos.

No grupo de controlo, no final do 28º dia, a maior parte da lesão estava ocupada por tecido conjuntivo denso, tendo sido observadas pequenas ilhas de osso novo nas proximidades do osso hospedeiro. Os resultados desta investigação mostraram que o BMG, se implantado em lesões ósseas cranianas, tem a capacidade de induzir a ossificação pelos métodos intracartilagíneo e intramembranoso, de preferência pelo método intramembranoso, e pode ser utilizado para reparar defeitos cranianos.

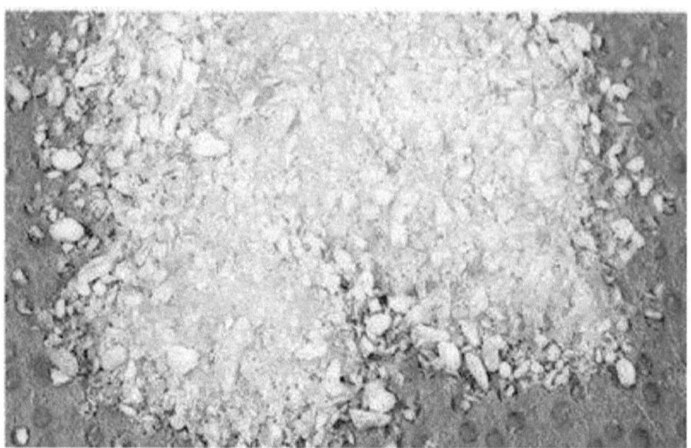

Figura 27. Pó de osso

Noutro estudo realizado pelo Dr. Shahoun e os seus colegas da Universidade de Ciências Médicas Shahid Beheshti e da Universidade de Teerão, foi investigado o efeito da matriz de gelatina do enxerto ósseo autógeno na reparação de defeitos ósseos em coelhos. Os resultados da investigação mostraram que em ambos os grupos de transplante de BMG, a inflamação durante os períodos 7, 14, 24 e 60 de jejum teve uma tendência decrescente e o seu grau nas amostras foi gradualmente reduzido. Além disso, a formação óssea aumentou em ambos os grupos e a percentagem de osso formado em ambos os grupos foi semelhante nos períodos considerados, o que mostra que o BMG pode ser eficaz na reparação de defeitos ósseos, pelo menos como o enxerto autólogo.

Noutro estudo realizado por Mazdak Haj Rasouli e com a colaboração do Sr. Dr. Bayat, a capacidade de ossificação da gelatina de matriz óssea (BMG) foi comparada com a do enxerto ósseo autólogo. Nesta investigação, foram utilizadas 12 coleiras de gatos adultos, a BMG foi preparada a partir do osso da pata longa de 2 gatos e utilizada nos defeitos criados no maxilar de 10 outros gatos.

No outro lado da maxila, foi utilizado o enxerto ósseo autólogo preparado a partir do fémur de gatos. Em seguida, os gatos foram divididos em 3 grupos. O primeiro grupo 14 dias, o segundo grupo 28 dias, e o terceiro grupo 56 dias após a cirurgia foram examinados por radiografia e histologia. Não houve diferença significativa entre a ossificação por BMG e por auto-enxerto, em termos de quantidade e tipo de osso produzido, inflamação e quantidade de tecido fibrótico formado. No transplante, o BMG parece ser um material mais aceitável para guiar e induzir a ossificação.

Gelatina de matriz óssea endocondral humana

O HECBMG é considerado um material único no mundo dos biomateriais com uma elevada capacidade de ossificação do tipo 2 e é rico em BMPs, especialmente do tipo 1 e 7, e, utilizando as suas propriedades qualitativas, é possível obter um volume significativo de osso com uma pequena quantidade. Este material foi fabricado pela primeira vez no Irão e o Irão é o quarto país, depois dos Estados Unidos, da China e da Hungria, a conseguir a sua técnica de fabrico e utilização humana. Naturalmente, esta substância apresenta-se sob a forma de pó e a sua utilização não é útil nos ossos que suportam o peso do corpo, mas pode ser utilizada em ossos como os ossos do crânio e da face, etc. No final da fase de ossificação, não deixa complicações e todo o material utilizado é absorvido, não tendo também reacções indesejáveis, e uma vez que para a produção deste material, após a entrega do osso pretendido do banco de ossos, são efectuados testes de despistagem do mesmo, a utilização desta substância em defeitos ósseos é livre. O método de preparação deste biomaterial inclui os seguintes passos:

- A preparação do osso deve ser de origem embrionária endocondral. Normalmente, os ossos longos e os que suportam o peso do corpo têm uma origem intra-cartilaginosa;

- Realização de testes de despistagem do VIH e do HBSAG, etc., no osso entregue;
- Cortar as duas extremidades do osso (metafases) e deixar a haste ou diáfise do osso;
- Moagem de ossos e limpeza de fragmentos de ossos dos tecidos moles e da medula óssea;
- Lavagem com solução salina normal e tampão de fosfato e mudança do tampão de fosfato de 4 em 4 horas, enquanto o recipiente que contém os fragmentos ósseos e as soluções de fosfato se encontram no frigorífico e no dispositivo rotativo durante dois dias completos;
- Lavagem dos ossos com um destilador em três fases;
- Colocação dos ossos, numa proporção de um para um, numa solução de clorofórmio e álcool metílico durante 24 horas;
- Lavagem com muita água destilada;
- Colocação dos ossos em solução de ácido clorídrico 0,6 M até à desmineralização completa do osso;
- Colocá-los numa solução de ácido tetra diamido de etileno durante 24 horas, depois de lavados novamente com água destilada;
- Lavar os ossos e colocá-los numa solução de cloreto de lítio durante 24 horas;
- Lavar de novo completamente com água destilada e colocar o conteúdo restante dos ossos, agora transformados em geleia, em cloreto de cálcio durante 24 horas;
- Lavagem com água destilada e secagem da gelatina de osso humano a uma temperatura fria de 180 graus Celsius e sob vácuo;

- Moer e triturar a gelatina seca com a ajuda de azoto líquido num almofariz chinês;
- Peneirar o material obtido em diferentes diâmetros de 300-500 microns ou menos;
- Coloque o material peneirado num recipiente fechado e guarde-o no frigorífico;
- Em caso de reutilização deste material, a sua reesterilização com H O_{22} vapor a uma taxa de peso de 0,30 Mg/Lit três vezes em 12 minutos.
-

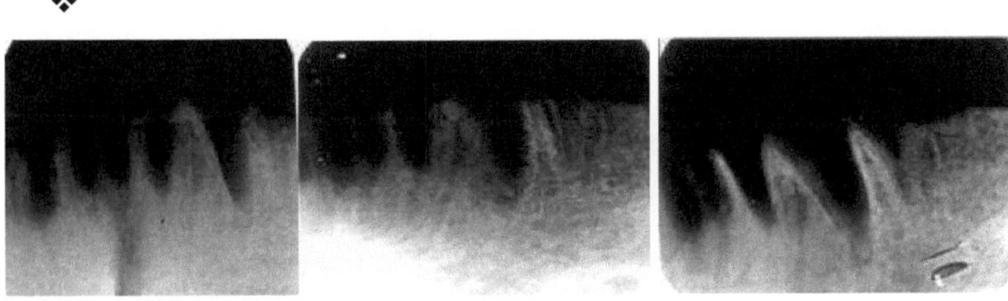

Figura 28. A utilização do HECBMG na reparação de defeitos ósseos causados pela extração de caninos. Na primeira fotografia, tirada um dia após a extração do dente, pode ver-se que ambas as cavidades dentárias estão radiolucentes. Na segunda fotografia, tirada um mês após a operação, podem ser vistas ilhas radiopacas com limites claros na cavidade direita, enquanto que na cavidade esquerda não se observam sinais de melhoria. Na última imagem, tirada 3 meses após a operação, no lado direito, os centros de calcificação desapareceram e pode observar-se trabeculação nas paredes da cavidade.

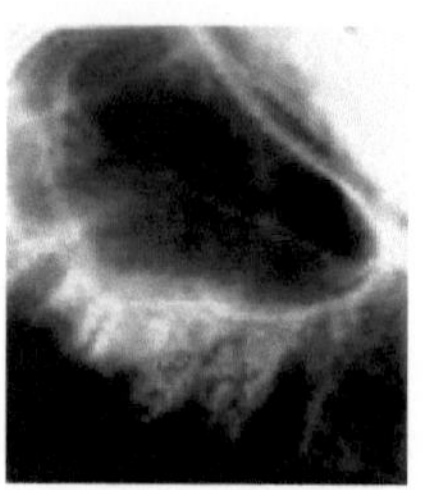 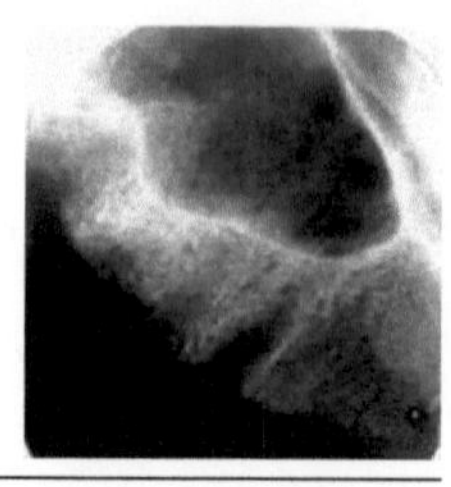 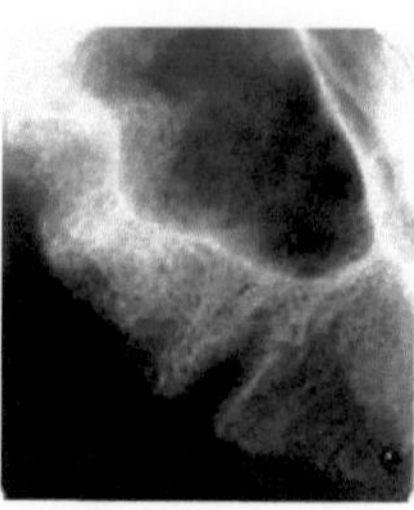

Figura 29. Restauração da lesão remanescente, resultante da extração do dente menor. Na primeira foto, tirada alguns dias após a cirurgia, pode-se observar que ambas as cavidades estão vazias e radiolúcidas. Cerca de um mês após a cirurgia trabecular, a trabeculose final, que se apresenta sob a forma de escuridão e nebulosidade, pode ser vista no 1/3 apical da cavidade esquerda, mas a restauração óssea ainda não foi concluída. Na terceira fotografia, tirada cerca de três meses após a cirurgia, a reparação óssea foi concluída na cavidade esquerda e a trabeculação é visível normalmente, enquanto na cavidade direita, a trabeculação só pode ser vista no 1/3 coronal da cavidade.

Capítulo 20

Xenoenxertos

Os xenoenxertos são enxertos que são transferidos de uma espécie para outra. A vantagem da utilização deste tipo de enxerto reside nos seus recursos ilimitados, numa vasta gama de diferentes formas, tamanhos e resistências, bem como na sua relação osso denso/esponjoso. A utilização de marfim, cornos de animais, corais e outros materiais estranhos no tratamento de lesões ósseas foi descoberta há muito tempo. Os cornos de animais e o seu marfim são muito resistentes à incorporação no osso do hospedeiro. Os ossos recém-preparados de animais também não são muito aceitáveis. Devido à antigenicidade destas substâncias estranhas, não conseguem regenerar o osso de forma óptima e conduzem a uma inflamação febril, biodegradação e outras respostas de rejeição do enxerto. Urist considera que os xenoenxertos não devem ser utilizados em doentes. Foi relatado que os xenoenxertos que são incompletamente desprovidos de proteínas e gordura apresentam uma redução significativa da sua antigenicidade e, consequentemente, a resposta imunitária é minimizada. No entanto, durante este processo, a sua propriedade indutora de osteogénese é reduzida devido à destruição de BMPs e outras proteínas. O osso bovino tem recebido mais atenção porque a sua incorporação e remodelação estão associadas a uma menor dificuldade. Exemplos incluem:

- Osso de vitela congelado;
- Osso de vitela liofilizado;
- Osso de vaca descalcificado.

São também utilizados xenoenxertos sem proteínas, como os purim, osso inorgânico, osso oswestry e osso kiel. Atualmente, está disponível comercialmente. Estudos experimentais demonstraram que esta substância tem uma propriedade antigénica fraca e, desde o reconhecimento e a introdução desta substância em 1957, o osso de Kiel tem sido utilizado em quase todas as áreas possíveis de transplante e a sua aplicação tem sido bem sucedida.

Capítulo 21

Materiais aloplásticos

Um material aloplástico ideal deve ter as seguintes características

- Deve ser quimicamente neutro, biocompatível, não alérgico e não ter propriedades cancerígenas;
- Fornecer um suporte estrutural para o crescimento ósseo que possa ser absorvido e completamente substituído pelo tecido hospedeiro;
- Para ser visto em radiografia, tem de ser radiopaco e pode ser esterilizado sem alterar a estrutura química para ser hidrofílico;
- Pode dobrar-se, moldar-se, etc., e manter a sua nova forma. Tem porosidade e permite o crescimento de novos tecidos;
- Pode ser fixado com parafusos de arame e suturas. estar facilmente disponível;
- Ter uma superfície adequada para acrescentar mais ligações;
- Ter propriedades físicas semelhantes às propriedades do tecido substituído. Deve ser possível removê-lo com danos mínimos, se necessário;
- Atuar como uma rede para substâncias como antibióticos, esteróides e BMG.

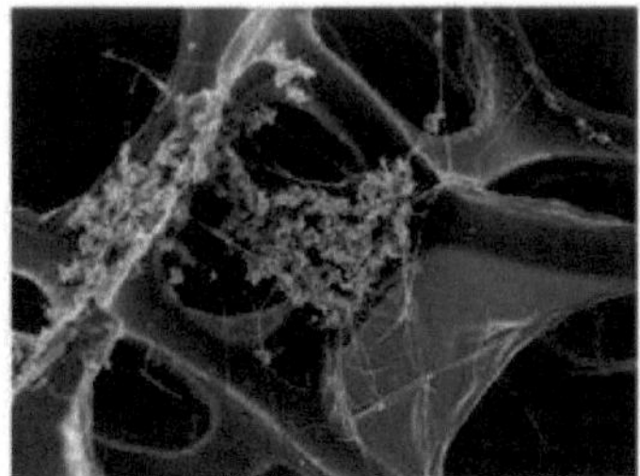
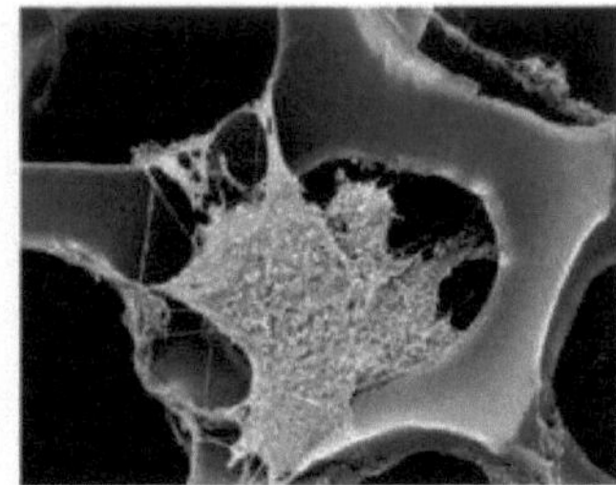

Figuras 30. Produção de fibras de colagénio no suporte polimérico por células laminares osteoblásticas (x250)

Cerâmica e metais

Com a descoberta da possibilidade de utilizar metais e cerâmicas em processos médicos, nasceu uma grande revolução nesta indústria. Os metais e as cerâmicas estiveram muito envolvidos nos avanços da medicina, especialmente na substituição de tecidos ortopédicos. Os metais utilizados neste campo são o aço inoxidável, as ligas à base de cobalto e as ligas à base de titânio, e as cerâmicas incluem a alumina e a zircónia. (Zircónia), fosfato de cálcio e vidro biológico (Bio vidro). O vidro cerâmico bioativo (vidro biológico) é outro tipo de substituto ósseo. Este vidro é biologicamente compatível e propício à formação óssea e liga-se ao osso sem a intervenção de tecido conjuntivo fibroso. Este material é amplamente utilizado em lesões ósseas. Quando os grânulos de Bioglass entram na área danificada cheia de osso, os iões são libertados nos fluidos corporais e depositados na superfície sob a forma de apatite semelhante ao osso, provocando a ligação e a proliferação de células osteogénicas. Após a implantação a longo prazo, esta camada de apatite biológica é, de certa forma, substituída por osso. O biovidro com uma estrutura grosseira e com poros tem características de superfície favoráveis que são adequadas para a integração óssea, e esta estrutura cria um quadro e um suporte onde o osso recém-formado pode ser depositado após o crescimento vascular e a diferenciação dos osteoblastos. A bio é também benéfica para a reabsorção e a atividade biológica. Mas as cerâmicas e os metais têm duas propriedades indesejáveis que limitam a sua utilização na engenharia de tecidos. Em primeiro lugar, este grupo de materiais não pode ser absorvido (exceto as biocerâmicas, como o fosfato de cálcio B-tri e o fosfato de cálcio a-tri) e, em segundo lugar, é muito difícil manipular estes materiais para criar características desejáveis. Consequentemente, o desejo de utilizar outros tipos de materiais fez com que a atenção se voltasse para os polímeros.

Fosfato de cálcio sintético

Os fosfatos de cálcio sintéticos dividem-se em hidroxiapatite ($Ca(PO_2$) (OH) (HA), fosfato tricálcico, fosfato de cálcio bifásico (BCP) para HA e misturas B-TCP, e apatite não precipitada ou sem cálcio. Os fosfatos de cálcio têm uma solubilidade diferente no laboratório ou uma taxa de dissolução diferente em tampões ácidos, o que pode indicar uma dissolução comparativa ou uma decomposição comparativa em condições naturais. A taxa comparativa de dissolução é ACP > a-TCP > B-TCP CDA HA Fosfato de cálcio em formas físicas Existe uma grande variedade. Particulado ou em blocos, denso ou poroso. Uma das suas principais características é a porosidade. O tamanho ideal dos poros para uma biocerâmica é semelhante ao do osso esponjoso. Neste material, formam-se substâncias evaporantes ou formadoras de poros (tais como naftalina, açúcar, peróxido de hidrogénio, grãos de polímeros, fibras, etc.), o que é feito a altas temperaturas antes da aglutinação. A grande vulva forma-se quando são libertadas substâncias voláteis. Foi demonstrado que os microporos causam a circulação de fluidos no corpo e, ao mesmo tempo, fornecem um suporte para a formação de colónias de células ósseas pelo tamanho do poro de 5650 micrómetros, o tamanho ideal para o crescimento. Trata-se de um osso. (em comparação com o tamanho mais pequeno de 300 micrómetros). A principal diferença entre os diferentes CPs são os seus microporos, que dependem do processamento. Para a osteogénese ou indução da osteogénese, os microporos devem ser mantidos ou aumentados através de processos a baixa temperatura. Apenas o fosfato de cálcio bifásico preparado a baixas temperaturas (menos de 1100 graus Celsius) tem ambos os tipos de poros.

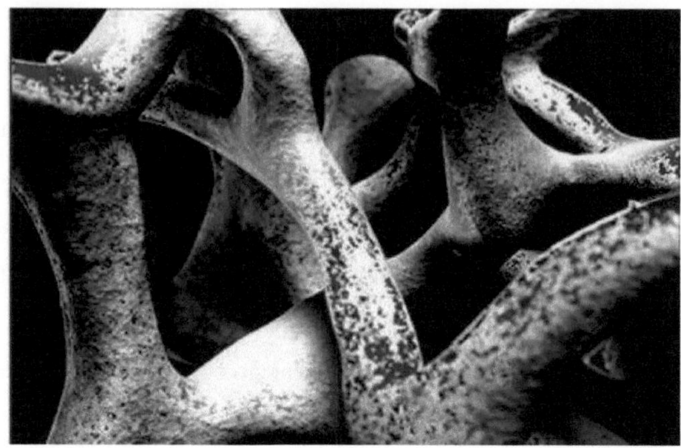

Figura 31. Andaime de fosfato de cálcio sintético

Hidroxiapatite porosa

O carbonato de cálcio é obtido a partir de um material de coral marinho que se transforma em hidroxiapatite. Este material é misturado com água e solução salina e depois colocado na área danificada. O preenchimento do osso danificado situa-se entre 1,6-3,5 mm, o que é semelhante ao osso seco congelado descalcificado. Clinicamente, a profundidade do preenchimento pode ser analisada. Os grânulos de hidroxiapatite estão rodeados por tecido conjuntivo, mas a evidência de novas ligações é limitada. É mais provável que ocorra uma nova fixação ou uma verdadeira regeneração com alopáticos do que com osso autógeno ou aloenxertos. Comparados entre si, os aloenxertos de hidroxiapatite têm resultados semelhantes em termos de preenchimento ósseo.

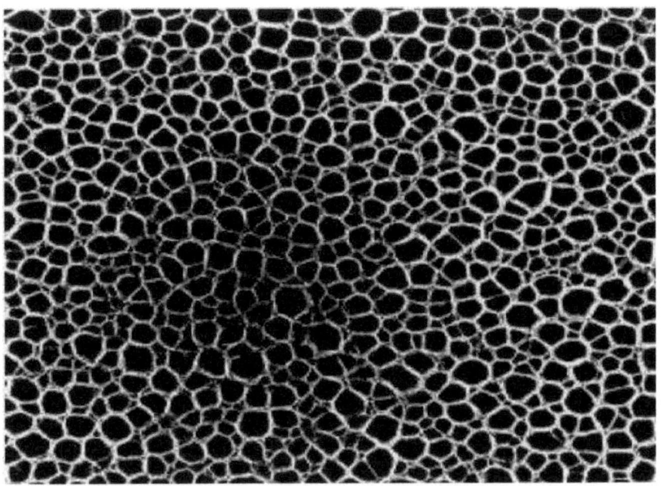

Figura 32 Suporte de saída de hidroxiapatite

Coral e materiais biológicos dele derivados

O coral natural (Porites) contém uma fase mineral, principalmente carbonato de cálcio na forma estrutural de aragonite, juntamente com impurezas como Sr, Mg e F e uma matriz orgânica. O coral comercial (Bio Coral Tm) é utilizado como material de enxerto ósseo e é biocompatível e absorvível. Este material biológico é também um condutor de formação óssea e absorvível e conduz a uma regeneração completa do tecido ósseo no prazo de 6 meses. Os materiais coralinos denominados Coralline HA também estão disponíveis no mercado e são preparados através da conversão hidrotérmica do carbonato de cálcio do coral Porites na presença de fosfato de amónio.

Este processo hidrotermal preserva os poros originais grosseiros e interligados do coral. A HA coralina foi identificada como uma hidroxiapatita carbonatada (CHA) importante nas bases internas do GCO. Como resultado desta não homogeneidade, a HA coralina dissolve-se e reage em condições normais do corpo. As cerâmicas de fosfato de cálcio altamente porosas podem ser obtidas a partir da apatite porosa das algas calcárias dos oceanos. O processo de fabrico preserva a estrutura mineral pura das algas e deixa uma estrutura porosa interligada e uma superfície rugosa. Sabe-se que os materiais biológicos são lentamente absorvidos e substituídos pelo osso do hospedeiro.

Colagénio

O colagénio encontra-se em todos os tecidos conjuntivos do corpo, em mais de 27 tipos reconhecíveis. Os tipos 1, 2, 3, 5 e 10 formam as fibras e encontram-se em tecidos que têm de suportar pressões mecânicas, como os tendões, a pele, a cartilagem e o osso, uma vez que estes colagénios fibrosos são proteínas estruturais importantes nos tecidos de suporte. São compressivos e têm um efeito significativo nas propriedades mecânicas dos tecidos. As grandes redes de pequenas fibras de colagénio são superiores às redes mais pequenas de fibras maiores. Uma revisão de Otani e dos seus colegas explica o estado das fibras de colagénio no tecido conjuntivo. Para qualquer sistema de cordas, desde que a área da secção transversal da fibra numa secção transversal hipotética se mantenha inalterada, a resistência à tração final permanece constante.

A divisão de uma fibra em várias pequenas fibrilas tem dois benefícios distintos:

As fibras têm uma grande resistência ao aumento da fissuração e do rasgamento e conferem maior flexibilidade. As moléculas de colagénio são muito flexíveis e fortes (a resistência à tração é de cerca de 109 x 1 N/m). Os tecidos de colagénio são geralmente de dois tipos. Um consiste em fibras normais, grandes e fortes com dimensões variáveis e o outro consiste em fibras mais uniformes com dimensões médias mais pequenas e um espaço maior entre as fibras. A variação nas dimensões das fibras, o seu comprimento e o empacotamento molecular aumentam a resistência do colagénio e, ao mesmo tempo, as propriedades alteram a textura geral, se necessário. Existem vários testes para identificar substâncias biológicas naturais, cada um dos quais pode fornecer informações valiosas. A maioria dos biomateriais naturais são hiperelásticos. Estes materiais diferem dos materiais elásticos lineares na medida em que a relação primária entre a tensão e a pressão é linear. Mas em alguns locais, o módulo de elasticidade aumenta com base numa função específica e exponencial.

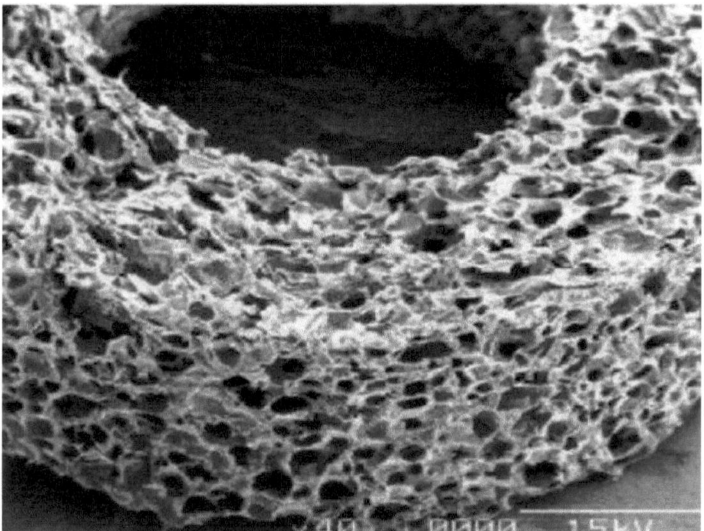

Figura 33. Andaime de coral (×40)

Ácido poliglicóico (PGA)

O poliglicóide ou poliglicólico (PGA) é um polímero pré-biodegradável e termoplástico e o poliéster alifático linear mais simples, que pode ser produzido por polimerização de abertura de anel do ácido glicólico. O PGA é conhecido desde 1954 como um polímero de formação de fibras rugosas. No entanto, devido à sua instabilidade hidrolítica, a sua utilização é limitada. O novo poliglicólico e os seus copolímeros (poli-lático-co-glicólico com ácido lático, (Poliglicóide-co-caprolactona) com 4-caprolactona, e poli-glicólico-co-trimetileno carbonato) com trimetileno carbonato amplamente utilizados como materiais têm a síntese de suturas absorvíveis e são avaliados no campo biológico-médico.

Características físicas

O poliglicóide tem uma temperatura de fusão vítrea de 4035 graus e um ponto de fusão de 225-230 graus. O PGA também apresenta um elevado grau de cristalinidade de cerca de 4555% e é insolúvel em água. A solubilidade deste poliéster é algo única e o seu elevado peso molecular torna-o insolúvel em quase todos os solventes orgânicos comuns (acetona, diclorometano, clorofórmio, acetato de etilo, tetrahidrofurato) e, ao mesmo tempo, em oligómeros de baixo peso molecular. Em termos das suas características físicas, são diferentes e mais solúveis. No entanto, o poliglicóide é solúvel em solventes altamente fluorados, como o hexafluoroisopropanol (HFIP).

Síntese

O poliglicolido pode ser obtido através de diferentes processos de transformação e a partir de diferentes materiais:

- ❖ Policondensação de ácido poliglicólico;
- ❖ Polimerização em anel aberto de poliglicolídeos;
- ❖ Policondensação sólida de acetatos de halo geno;
- ❖ Reação catalisada com ácido, monóxido de carbono e formaldeído.

A policondensação do ácido poliglicólico é o processo mais simples para a preparação de PGA. No entanto, não é o mais eficaz porque produz um produto de baixo peso molecular. Em resumo, este método é o seguinte: A glicolida ácida é aquecida à pressão atmosférica e mantida a uma temperatura de 175-185 graus até que a sua água seja destilada. Em seguida, a pressão atinge 150 mm Hg e a temperatura mantém-se inalterada (2 horas) e obtém-se o poliglicolido com baixo peso molecular. O método sintético mais comum utilizado para produzir uma forma polimérica de elevado peso molecular é a polimerização em anel aberto do glicolídeo no éster cíclico do ácido glicólico. A glicolida pode ser produzida aquecendo PGA de baixo peso molecular sob baixa pressão e recolhendo o diéster por destilação. A polimerização em anel aberto da glicolida pode ser catalisada utilizando diferentes catalisadores, tais como compostos de antimónio, como o trióxido de antimónio ou os tri-aldeídos de antimónio, compostos de zinco (lactato de zinco) e compostos de estanho, como o octoato de estanho (hexanoato de 2-etilo de estanho) ou alcóxidos de estanho. O acetato estanoso é o iniciador mais comum porque é aprovado pela FDA como estabilizador alimentar.

Foi também proposta a utilização de outros catalisadores, entre os quais se podem mencionar o isopropóxido de alumínio, o acetilacetonato de cálcio e alcóxidos de lantanídeos seleccionados (por exemplo, isopropóxido de ítrio). Este método de polimerização de anel aberto pode ser explicado da seguinte forma: Uma quantidade suficiente de iniciador é adicionada a uma temperatura de 190 graus. Esta reação continua durante cerca de 2 horas, depois a temperatura atinge os 230 graus durante cerca de meia hora. Após a solidificação, o polímero de elevado peso molecular resultante é recolhido. Após a conclusão, o monóxido de carbono não reagido é libertado e é recolhida uma mistura de poliglicolídeo de elevado e baixo peso molecular.

Análise

O poliglicolídeo é caracterizado pela instabilidade da hidrólise devido à presença de uma ligação éster na sua espinha dorsal. O processo de decomposição é a erosão e parece ocorrer em duas fases e durante estas duas fases o polímero é convertido em monómero de ácido glicólico: Primeiro, a água difunde-se para a região amorfa e pastosa (não cristalina) da matriz do polímero e quebra as ligações éster. A segunda fase começa após a erosão das regiões amorfas e mantém a parte cristalina do polímero sensível ao ataque hidrolítico. Com o colapso das regiões cristalinas, a cadeia polimérica também é dissolvida.

Em condições fisiológicas, o poliglicolídeo é decomposto por hidrólise aleatória e é quebrado por certas enzimas, especialmente as que têm atividade de esterase. O produto da decomposição, o ácido glicólico, não é tóxico e pode entrar no ciclo do ácido tricarboxílico, sendo depois excretado sob a forma de água e dióxido de carbono. Parte do ácido glicólico é também excretado através da urina. Estudos efectuados com suturas de poliglicolida demonstraram que estes materiais perdem metade da sua resistência ao fim de 2 semanas e 100% da sua resistência ao fim de 4 semanas. Este polímero é completamente reabsorvido pelo organismo após 4-6 semanas.

Aplicações

Desde 1954, o PGA tem sido utilizado com moderação devido à sua facilidade de degradação em comparação com outros polímeros sintéticos. No entanto, em 1962, este polímero foi utilizado para desenvolver a primeira sutura sintética absorvível, que foi comercializada sob a marca Dexon por Devis et al. Porque o poliglicolídeo produz fibras fortes e decompõe-se em monómeros solúveis em água. Os fios de sutura fabricados com este polímero têm aplicações cirúrgicas especiais. Uma vez que não requer mais cuidados médicos para a sua remoção, foram também produzidos componentes implantáveis com PGA, incluindo anéis de ligação, agulhas, hastes, placas e parafusos.

Placas de ligação e parafusos

O papel de longa data do PGA como material de sutura biodegradável levou à sua utilização noutros domínios biomédicos, como a engenharia de tecidos ou a administração controlada de medicamentos. Os suportes de engenharia de tecidos fabricados com Poliglicolida foram produzidos segundo diferentes métodos, mas, em geral, a maioria destes suportes é obtida sob a forma de redes não tecidas com a ajuda da tecnologia de tecelagem.

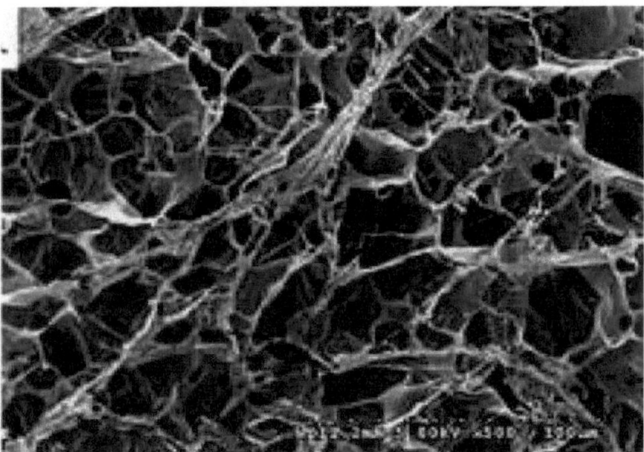

Figura 34. Andaime de colagénio

Ácido poliláctico (PLA)

O ácido poliláctico ou polilactida PLA é um poliéster biodegradável, termoplástico e alifático derivado de recursos renováveis, como o amido de milho na América ou a cana-de-açúcar (no resto do mundo). Embora o

PLA seja conhecido há mais de um século, só foi comercializado nos últimos anos devido à sua biodegradabilidade.

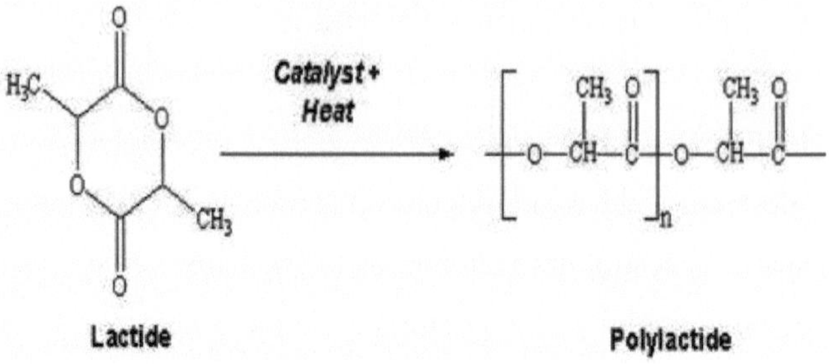

Figura 35. Ácido poliláctico (PLA)

A fermentação bacteriana é utilizada para produzir ácido lático a partir de amido de milho ou de cana-de-açúcar. Embora o ácido lático não possa ser diretamente convertido num produto polimérico útil. Com efeito, cada reação de polimerização produz uma molécula de água, cuja presença provoca a decomposição da cadeia polimérica em formação, de tal modo que só se observam pesos moleculares muito baixos. Em vez disso, o ácido lático é oligomerizado e depois dimerizado para formar o monómero do anel de lactídeo.

A dimerização também produz água, mas esta pode ser separada antes da polimerização. O PLA de elevado peso molecular é produzido a partir do monómero de lactido por polimerização de abertura do anel utilizando um catalisador de acetato de estanho. Mas o cloreto de estanho 2 é frequentemente utilizado para provas laboratoriais. Este mecanismo não produz excesso de água, pelo que se obtém uma vasta gama de pesos moleculares. A polimerização da mistura racémica de L e D-lactídeo conduz à síntese do poli DL-lactídeo (PDLLA), que não é cristalino mas amorfo. A utilização de catalisadores especiais pode produzir PLA tático e de urze, que é cristalino. O grau de cristalinidade e, por conseguinte, muitas propriedades importantes, são controlados pela quantidade ou proporção dos enantiómeros D e L.

Propriedades químicas e físicas

Devido à natureza do ácido lático, existem várias formas distintas de polilactida. O poli L-lactido (PLLA) é o produto da polimerização do L e L-lactido. O PLLA tem uma cristalinidade de cerca de 37%, uma temperatura de fusão vítrea de 50-80 graus e uma temperatura de fusão entre 178 e 173. Tal como a maioria dos termoplásticos, o ácido poliláctico pode ser processado sob a forma de fibra (por exemplo, utilizando processos convencionais de fiação por fusão e película ou membrana). A mistura deste polímero com PDLA, PLLA e PLLA forma um complexo estéreo altamente ordenado com um elevado grau de cristalinidade. A constante de temperatura aumenta quando são utilizadas misturas 50:50, mas mesmo em concentrações baixas de 310% o PDLA ainda melhora. No segundo caso, o PDLA é um agente nucleante, aumentando assim a taxa de cristalização. A biodegradação do PDLA é mais lenta do que a do PLA porque o PDLA é mais cristalino e o PDLA tem transparência visual.

Aplicações

As misturas estéreo-complexas de PDLA e PLLA têm uma vasta gama de aplicações, tais como camisas de malha (antes de serem passadas a ferro), tabuleiros que podem ser colocados em micro-ondas, a utilização de aparelhos quentes e até plásticos de engenharia (neste caso, o estéreo-complexo é misturado com um polímero pseudo-plástico como o ABS). Estas misturas têm também uma boa estabilidade de forma e clareza visual e são úteis para a embalagem final. Os avanços da biotecnologia conduziram ao desenvolvimento e ao progresso da produção comercial da forma (-) D.

O PLA foi recentemente utilizado em vários domínios biomédicos, incluindo a produção de suturas, meios de diálise e dispositivos revolucionários. Também tem sido utilizado na engenharia de tecidos. Uma vez que este material é biodegradável, pode ser utilizado na preparação de bioplásticos, que são utilizados em embalagens, sacos mistos, embalagens de alimentos e coberturas de mesa descartáveis. Na forma fibrosa e em tecidos não tecidos, o PLA tem ainda potenciais utilizações; por exemplo, como mobiliário doméstico, vestuário descartável, tendas e produtos de higiene feminina. O PLA é uma alternativa sustentável aos produtos petroquímicos. Porque os seus lactidos produtores podem ser produzidos a partir da fermentação de subprodutos agrícolas, como o amido de milho ou outros materiais ricos em hidrocarbonetos, como o milho, a cana-de-açúcar ou o trigo.

O PLA é mais caro do que muitos plásticos derivados do petróleo, mas o seu preço diminui com o aumento da produção. Os estudos sobre os grãos de milho estão a aumentar, tanto para a sua utilização no bioetanol como para produtos à base de milho, como o PLA. Em dezembro de 2005, a Nature Works LLC tornou-se o primeiro fabricante de PLA nos Estados Unidos. Outras empresas que se dedicam à produção de PLA são a Toyota, a Purac Biomaterial, a Hycail, a Galactic e vários fabricantes chineses. O primeiro fabricante de PURAC é a PDLLA, nos Países Baixos.

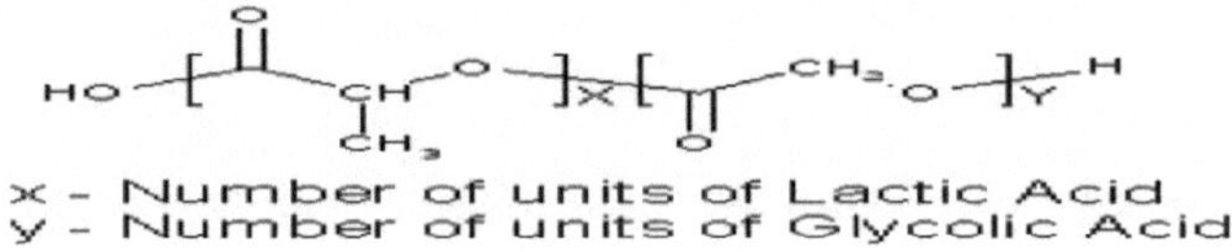

O PLGA ou ácido poliláctico co-glicólico é um copolímero aprovado pela FDA como dispositivo terapêutico devido à sua biodegradabilidade e compatibilidade com os tecidos. O PLGA é produzido por copolimerização aleatória de abertura do anel de dois monómeros diferentes. O catalisador utilizado nesta produção inclui hexanoato de estanho etilo, óxidos de estanho ou isopropóxido de alumínio. No decurso da polimerização, unidades monoméricas consecutivas são ligadas entre si no PLGA por ligações éster, produzindo assim um poliéster alifático linear. Dependendo da proporção de lactido e glicóide utilizada para a polimerização, podem ser obtidas diferentes formas de PLGA, que são normalmente identificadas de acordo com as proporções de monómeros utilizados. (O PLGA é um copolímero 75:25 cuja composição inclui 75% de ácido lático e 25% de ácido glicólico.

Todos os tipos de PLGA são moldados e apresentam uma temperatura de fusão vítrea de 40-60 graus Celsius. Ao contrário dos homopolímeros do ácido lático e do ácido glicólico, que apresentam uma solubilidade reduzida. O PLGA pode ser dissolvido por vários solventes comuns, tais como solventes activos, tetra-hidrofurano, acetona ou acetato de etilo. O PLGA é decomposto por hidrólise das ligações éster na presença de água. Verificou-se que o tempo necessário para a decomposição do PLGA está relacionado com as proporções dos monómeros utilizados na sua produção. Quanto mais elevado for o teor de unidades de glicolídeo, mais curto será o tempo necessário para a decomposição. Uma exceção a esta regra é um copolímero com uma proporção de monómeros de 50:50, que apresenta uma decomposição mais rápida (cerca de dois meses).

O PLGA tem sido bem sucedido como polímero biodegradável porque se decompõe para produzir os monómeros principais, o ácido lático e o ácido glicólico. Em condições fisiológicas normais, estes dois monómeros são subprodutos de vários processos metabólicos do corpo. Uma vez que o corpo interage eficazmente com estes dois monómeros, a toxicidade geral da utilização de PLGA para administração de medicamentos ou utilização de biomateriais é muito baixa. No entanto, pode ser problemático para as pessoas que são intolerantes à lactose. Além disso, a possibilidade de conceber o tempo de decomposição do polímero e de alterar as proporções dos monómeros utilizados durante a síntese fez do PLGA uma opção comum na produção de vários dispositivos biomédicos, como enxertos, suturas, implantes e órgãos artificiais, por exemplo, o dispositivo Lupron Depot. A entrega de medicamentos é feita de PLGA e utilizada para o tratamento do cancro da próstata avançado.

Tabela 3. Propriedades dos polímeros absorvíveis

Polymer type	*Melting point (°C)*	*Glass trans. temp. (°C)*	*Degration time (months)*[a]	*Density (g/cm^3)*	*Tensile strength (MPa)*	*Elongation, %*	*Modulus (GPa)*
PLGA	Amorphous	45–55	Adjustable	1.27–1.34	41.4–55.2	3–10	1.4–2.8
DL-PLA	Amorphous	55–60	12–16	1.25	27.6–41.4	3–10	1.4–2.8
L-PLA	173–178	60–65	>24	1.24	55.2–82.7	5–10	2.8–4.2
PGA	225–230	35–40	6–12	1.53	>68.9	15–20	>6.9
PCL	58-63	−65	>24	1.11	20.7–34.5	300–500	0.21–0.34

[a]Time to complete mass loss. Time also depends on part geometry.

Suportes derivados da MEC

A matriz extracelular (MEC) tem sido utilizada com êxito como suporte para regenerar vários tecidos em estudos clínicos e para-clínicos. A morfologia e a composição celular e molecular da MEC dependem muito do órgão do qual a MEC é colhida e também dos processos aplicados para preparar o suporte. As características dos andaimes obtidos a partir da MEC são as seguintes

- A MEC é totalmente absorvível. A primeira caraterística dos andaimes preparados a partir da MEC é que estes materiais não têm ligações cruzadas e, por conseguinte, serão totalmente absorvíveis após a implantação e o enxerto será completamente substituído pelo tecido hospedeiro.
- A MEC promove a diferenciação celular. A segunda caraterística dos suportes baseados na MEC é o apoio e a melhoria do crescimento celular;
- A MEC, por ser purificada a partir de tecidos naturais, possui factores de crescimento adequados que conduzirão ao fenómeno de sinalização e ao subsequente crescimento celular;
- Crescimento acelerado dos vasos sanguíneos;
- Aumentar a força da ligação na sua posição.

$$\text{Glycolide} \xrightarrow[\text{Heat}]{\text{Catalyst}} \left[-O-CH_2-\overset{O}{\overset{\|}{C}}-\right]_n O-CH_2-\overset{O}{\overset{\|}{C}}-$$

Glycolide **Polyglycolide**

SIS/UBS

A primeira utilização de andaimes derivados da MEC começou na década de 1980 com os andaimes de SIS, que foram utilizados com êxito para substituir um grande vaso num animal. Normalmente, a SIS é obtida a partir da camada mucosa colagénica da parede do intestino delgado do porco e é submetida a processos com uma vasta gama de propriedades físicas e mecânicas, tornando-se comparativamente diferente do tecido original. A matriz de colagénio destes materiais é libertada da sua forma natural sob pressão e também, devido à natureza e à anatomia do intestino delgado, as propriedades de tração do suporte dependem da direção do enxerto. A SIS tem um baixo teor de elastina e é também resistente a infecções bacterianas.

Quitosano

Este biomaterial consiste numa distribuição aleatória de B-(41)-gluxamida e N-acetil D-gluxamida e tem muitas aplicações económicas e médicas. O grupo amino do quitosano tem um Pka de ~6,5. Por conseguinte, o quitosano tem uma carga positiva e pode dissolver-se em ácido e, devido à sua carga positiva, pode ligar-se a superfícies com carga negativa, como a membrana mucosa. O quitosano pode transportar fármacos polares através do epitélio e também tem o poder de degradabilidade e biotolerância. As características do quitosano provocam a rápida formação de coágulos sanguíneos. Por conseguinte, recentemente, na América, tem sido utilizada em sistemas de pensos para feridas. A cobertura da ferida contém uma camada de quitosano e, quando colocada na ferida, provoca rapidamente a coagulação do sangue e pára a hemorragia. Além disso, o quitosano tem propriedades antibacterianas naturais.

Capítulo 22

Imunologia de transplantes

A transplantação é o processo de transferência de células de tecidos ou órgãos de uma pessoa para outra, mas a principal limitação da transplantação é a resposta imunitária do recetor contra o tecido do dador. Esta limitação foi determinada pelo facto de a tentativa de substituir a pele de doentes queimados por pele de não familiares falhar geralmente, a pele transplantada tornava-se necrótica no espaço de uma a duas semanas e era destruída. Esta questão levou muitos investigadores, incluindo Peter Medawar, a estudar o enxerto de pele em modelos animais e a demonstrar que o insucesso do enxerto de pele se deve a uma reação inflamatória denominada rejeição do enxerto. Várias provas laboratoriais mostram que a rejeição do transplante é caracterizada por respostas imunitárias adquiridas e é realizada por linfócitos. Como já foi referido, foram inventadas palavras especiais para designar os tipos de células e tecidos que estão envolvidos na imunologia dos transplantes. O transplante de uma pessoa para a mesma pessoa é designado por enxerto autólogo e o transplante entre duas pessoas geneticamente idênticas ou com o mesmo gene é designado por enxerto singénico. O transplante entre dois indivíduos diferentes da mesma espécie é designado por enxerto alogénico. O transplante entre indivíduos de espécies diferentes é designado por enxerto xenogénico. As moléculas que são reconhecidas como estranhas no aloenxerto são denominadas aloantigénio e, se estiverem relacionadas com o xenoenxerto, xenantigénio. O estudo da imunologia dos transplantes é importante por duas razões: Primeiro, a rejeição imunológica continua a ser um dos principais obstáculos ao transplante. Em segundo lugar, embora seja pouco provável encontrar aloantigénios na vida quotidiana de um organismo, a resposta imunitária a moléculas alogénicas é muito forte e, por isso, é um modelo útil para esclarecer os mecanismos de ativação linfocitária.

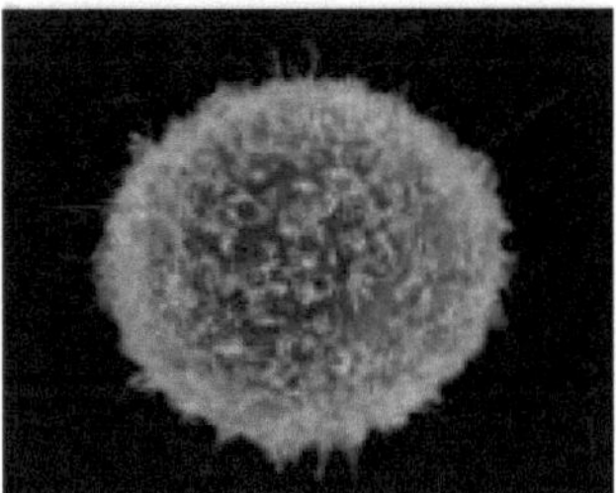

Figura 36. Linfócito

Imunologia dos transplantes alogénicos

A resposta imunitária aos aloantigénios pode ser tanto celular como humoral. As reacções das células T são muito importantes na rejeição de órgãos transplantados, mas os anticorpos também desempenham um papel importante.

Bases moleculares do reconhecimento alogénico

Os genes polimórficos herdados dos pais e expressos em forma codominante determinam se as células transplantadas são reconhecidas como nativas ou estrangeiras. Esta conclusão baseia-se em cruzamentos laboratoriais entre raças puras de ratinhos. Os princípios básicos da imunologia dos transplantes foram derivados do estudo destes animais de laboratório. A questão é que as células ou órgãos que são transplantados entre pessoas da mesma raça ou espécie pura nunca são rejeitados, e as células ou órgãos que são transplantados entre pessoas de duas raças ou espécies puras diferentes são quase sempre rejeitados. O significado de polimorfismo é que os antigénios destas ligações são diferentes entre indivíduos da mesma espécie ou entre diferentes raças puras de animais, e codominante significa que a criança tem ambos os alelos paternos e maternos. As moléculas do complexo principal de histocompatibilidade (MHC) são responsáveis por quase todas as reacções fortes (rápidas) de rejeição de enxertos.

George Snell e os seus colegas utilizaram estirpes congénicas de ratos puros para estudar os loci de genes polimórficos que produzem moléculas de rejeição de transplantes. Como as moléculas MHC são amplamente expressas em diferentes tipos de tecidos, podem provocar respostas das células T. As moléculas MHC desempenham um papel fundamental nas respostas imunitárias a antigénios estranhos. Este papel consiste em fornecer péptidos derivados de antigénios proteicos para serem reconhecidos pelas células T. As moléculas MHC apresentam-se de duas formas para serem reconhecidas pelas células T do recetor do transplante. Na primeira via, designada por fornecimento direto, as moléculas de MHC intactas são detectadas na superfície das células que fornecem o antigénio do transplante. Este fenómeno ocorre devido às semelhanças na estrutura da molécula de MHC estrangeira e da molécula de MHC interna, pelo que apenas as moléculas de MHC estrangeiras estão envolvidas no fornecimento direto. Na segunda forma, designada por fornecimento indireto, as moléculas do MHC do dador são processadas pela APC recetora e os péptidos separados da molécula do MHC alogénico são combinados com a molécula do MHC interno e fornecidos. Neste caso, a molécula de MHC estranha é tratada como qualquer outro antigénio proteico estranho.

Bases celulares do reconhecimento alogénico

Tanto as células CDT como as células CD participam na rejeição de aloenxertos. A base celular do aloantigénio foi obtida por diferentes subpopulações de células T a partir do estudo de modelos in vitro e in vivo.

Respostas in vitro de células T a aloantigénios

Reação mista de linfócitos

Como já foi referido, a rejeição do enxerto é frequentemente um processo dependente de células T iniciado por moléculas de MHC alogénicas. Um modelo in vitro para o reconhecimento direto do MHC alogénico pelas células T é a reação linfocitária mista (MLR), que é utilizada para prever a rejeição do transplante por linfócitos. Este teste começa com a cultura de leucócitos mononucleares de uma pessoa juntamente com leucócitos mononucleares de outra pessoa. Nos seres humanos, estas células são normalmente retiradas do sangue. Se os genes MHC de duas pessoas forem diferentes, durante 4 a 7 dias, uma grande parte das células mononucleares multiplicar-se-á, sendo esta resposta proliferativa designada por RLM alogénica. Numa RLM alogénica, tanto as células T CD como as CD reactivas são estimuladas com o aloantigénio. As células que respondem a este teste identificam especificamente as moléculas MHC das células estimuladoras.

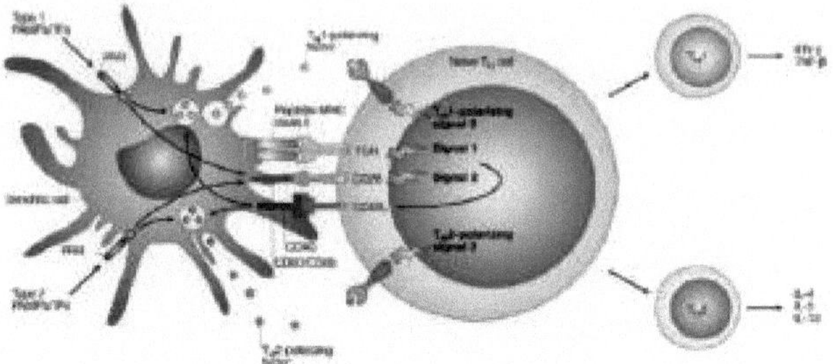

Figura 37. Reação mista de linfócitos

Mecanismos de aplicação da rejeição de ligações

Até agora, foram discutidas as bases moleculares da identificação do aloantigénio e as células que desempenham um papel na identificação e resposta ao aloenxerto. Vamos agora falar sobre os mecanismos executivos que o sistema imunitário utiliza para rejeitar o transplante. Em vários modelos laboratoriais e transplantes clínicos, as células T CD ou as células CD-reactivas são capazes de rejeitar o transplante. Por razões históricas, a classificação da rejeição do enxerto baseia-se na histopatologia ou na evolução temporal da rejeição do enxerto e não nos mecanismos imunitários. Os padrões histopatológicos são divididos em tipos subagudos, agudos e crónicos com base em experiências de transplante renal.

Rejeição ultra-aguda de transplantes

A caraterística da rejeição ultra-aguda do enxerto é a hemorragia e a oclusão dos vasos do enxerto devido à trombose, que começa dentro de alguns minutos a algumas horas depois de os vasos sanguíneos do hospedeiro se ligarem aos vasos do tecido do enxerto, e é realizada por anticorpos que já estão presentes na corrente sanguínea do hospedeiro e que se ligam aos antigénios das células endoteliais transplantadas. Esta ligação ativa o sistema do complemento e estes dois provocam alterações no endotélio do enxerto que causam trombose intravascular. As células endoteliais estimuladas segregam o fator de von Willebrand de elevado peso molecular, que provoca a ligação e a agregação das plaquetas. Tanto as células endoteliais como as plaquetas criam vesículas que levam à libertação de partículas lipídicas, intensificando a coagulação. A rejeição ultra-aguda do transplante é normalmente provocada por aloanticorpos IgM já prontos, que estão presentes em títulos elevados antes de encontrarem o aloantigénio.

Rejeição aguda do transplante

A rejeição aguda do enxerto é um processo no qual o dano vascular e parenquimatoso é mediado por células T, macrófagos e anticorpos, e geralmente começa após a primeira semana de transplante. As células T efetoras e os anticorpos que causam a rejeição aguda são formados em resposta ao transplante e, por isso, a resposta de rejeição aguda começa mais tarde. Os linfócitos T desempenham um papel central na rejeição aguda e respondem a aloantigénios como as moléculas MHC, as células endoteliais vasculares e o parênquima. As células T activadas causam a destruição direta das células transplantadas ou citocinas e a mobilização de células inflamatórias activas, resultando em necrose dos tecidos transplantados. A vasculatura, tal como todas as células endoteliais, é o primeiro alvo da rejeição aguda. Normalmente, o primeiro fenómeno de rejeição aguda é a inflamação endotelial dos pequenos vasos. A inflamação endotelial ou a inflamação da parede interna das arteríolas também ocorre nas fases iniciais da rejeição aguda e indica uma rejeição irreversível do enxerto.

As células T e a DC estão ambas envolvidas na rejeição aguda. Várias evidências mostram que o mecanismo de reconhecimento e destruição de células estranhas pelas DC desempenha um papel importante na rejeição aguda. As células CD são importantes na rejeição aguda do enxerto devido à secreção de citocinas e a reacções do tipo DTH no tecido transplantado, e várias evidências mostram que as células CD* não são suficientes para causar rejeição aguda. Os anticorpos também podem causar rejeição aguda do transplante; Após o recetor do transplante, é criada a resposta imunitária humoral e anticorpos contra antigénios da parede dos vasos sanguíneos. Estes anticorpos ligam-se à parede do vaso e activam o complemento. O padrão histológico deste tipo de rejeição aguda é o tipo de necrose da parede vascular do tecido transplantado com inflamação aguda, que é diferente da oclusão trombótica sem necrose da parede do vaso na rejeição ultra-aguda.

Rejeição crónica do enxerto

A rejeição é caracterizada por fibrose crónica e perda da estrutura natural do órgão, que ocorre a longo prazo. Com o desenvolvimento de métodos terapêuticos que controlam a rejeição aguda, a rejeição crónica é o principal problema de perda de aloenxertos. A rejeição crónica é menos prejudicial do que a rejeição aguda. Em muitos casos, como resultado da proliferação de células musculares lisas internas, ocorre o bloqueio da artéria. Este fenómeno é designado por arteriosclerose acelerada ou enxertada. A arteriosclerose de transplante é normalmente observada em transplantes cardíacos e renais falhados e pode ocorrer em qualquer órgão vascular dentro de 6 meses a um ano após o transplante. A proliferação de células musculares lisas da parede vascular pode ser uma forma especial de reação DTH crónica no parênquima do órgão, em que os linfócitos activados pelo aloantigénio da parede vascular forçam os macrófagos a segregar factores de crescimento do músculo liso, e o fenómeno de fibrose vermelha na rejeição crónica pode indicar uma reparação subsequente dos tecidos a partir da necrose das células do parênquima devido à rejeição aguda. A fibrose observada na rejeição crónica pode ser devida a macrófagos activados que segregam factores de crescimento de células mesenquimatosas.

Imunologia dos transplantes xenogénicos

O principal obstáculo no caso do transplante xenogénico é a presença de anticorpos naturais que causam rejeição hiperaguda. Como discutido anteriormente, em muitos indivíduos, os anticorpos IgM naturais são gerados contra marcadores de hidratos de carbono não próprios. Mais de 95% dos seres humanos têm anticorpos naturais que reagem com marcadores de hidratos de carbono de células de espécies evolutivamente diferentes. Os tipos que criam anticorpos naturais reactivos são denominados discordantes. Contra espécies semelhantes e estreitamente relacionadas, como os seres humanos e os chimpanzés, raramente são criadas etnias naturais. Por conseguinte, de um ponto de vista técnico, os chimpanzés ou outros grandes primatas podem ser utilizados como dadores de órgãos para os seres humanos, mas considerações éticas e lógicas limitaram estes casos. Os porcos são preferidos para fornecer órgãos de transplante xenogénicos para os seres humanos devido à sua compatibilidade anatómica.

A presença de anticorpos naturais contra o xenoenxerto provoca uma rejeição ultra-aguda, cujo mecanismo é semelhante ao da rejeição ultra-aguda do aloenxerto, que inclui a criação de substâncias pró-coagulantes das células endoteliais e de substâncias coagulantes das plaquetas, juntamente com a redução dos mecanismos anticoagulantes endoteliais, mas as consequências da ativação do complemento humano em células de suínos são muito mais intensas do que a ativação do complemento em células alogénicas, provavelmente porque as proteínas reguladoras do complemento produzidas pelas células de suínos, como o fator de promoção da degradação (DAF), são incapazes de reagir com as proteínas do complemento humano e, por conseguinte, não podem limitar os danos induzidos pelo complemento.

Mesmo que a rejeição hiperaguda seja evitada, os xenoenxertos são geralmente destruídos por uma forma de rejeição vascular aguda que ocorre dentro de 2 a 3 dias após o transplante. Esta forma de rejeição do enxerto é denominada rejeição retardada do xenoenxerto, rejeição aguda acelerada ou rejeição vascular aguda e é caracterizada por trombose intravascular e necrose fibrinosa da parede do vaso. O mecanismo da rejeição retardada do xenoenxerto não é totalmente compreendido, mas é provável que esteja relacionado com a produção de anticorpos naturais contra vários indicadores de antigénios endoteliais, bem como com a ativação endotelial sob a influência de citocinas. No caso da rejeição retardada do xenoenxerto, ao contrário da rejeição hiperaguda, não há necessidade de ativar o complemento, mas as células NK e os macrófagos estão envolvidos neste processo. A rejeição do transplante por respostas das células T aos antigénios do xenoenxerto pode ser tão forte como a resposta aos antigénios do aloenxerto ou até mais.

Doença do enxerto contra hospedeiro (GVHD)

A doença do enxerto contra o hospedeiro (GVHD) é causada pela reação das células T maduras do transplante de medula óssea com os aloantigénios do hospedeiro. Este fenómeno ocorre quando o hospedeiro não tem competência imunitária, pelo que não pode rejeitar as células alogénicas transplantadas. A DEVH é o principal problema nos transplantes de medula óssea, mas também pode ocorrer em transplantes de tecidos sólidos, como o intestino delgado e o pulmão, que têm um grande número de células T. Com base no padrão histológico, divide-se em formas agudas e crónicas. GVHD aguda com necrose de células epiteliais em três órgãos principais; A pele, o fígado e o sistema digestivo são identificados. No fígado, as células epiteliais biliares estão envolvidas, mas os hepatócitos não estão envolvidos. A DECH aguda apresenta-se clinicamente com sintomas como comichão na pele, iterícia, diarreia e hemorragia gastrointestinal. A DECH crónica é caracterizada por fibrose e atrofia de um ou mais dos mesmos três órgãos sem necrose celular aguda. A DEVH crónica pode também envolver os pulmões, destruindo as pequenas vias respiratórias. No modelo animal, a DECH aguda é iniciada por células T maduras presentes na medula óssea inoculada, e a remoção de células T maduras do transplante pode prevenir a DECH.

PARTE V: Proteínas formadoras de osso BMPs

As BMP foram designadas como tal pela primeira vez pela Euryst. Estas proteínas podem induzir a formação de osso e cartilagem a partir de células mesenquimatosas indiferenciadas. As proteínas BMP estão atualmente a receber muita atenção como agente terapêutico para a reparação de fracturas e defeitos periodontais e para induzir o crescimento ósseo em torno de implantes e próteses. Os estudos mais recentes mostram que a família BMP é constituída por citocinas que regulam o crescimento, a diferenciação e a apoptose de diferentes tipos de células, incluindo osteoblastos, células nervosas e células epiteliais. As proteínas BMP são um grupo de proteínas diméricas de 3038 kDa que estão divididas em grupos mais pequenos com base nas semelhanças das suas sequências de aminoácidos. Os membros da família das BMP (exceto a BMP-1) pertencem a uma família maior denominada TGF-B, que também inclui o TGF-B, as activinas/inibinas e as substâncias inibidoras da Müllerina.

As BMPs encontram-se em grandes quantidades na cartilagem, no osso branco, no pistilo, nos nervos periféricos e na medula espinal, bem como no sistema vascular-nervoso, no sistema cardiovascular digestivo e no sistema geniturinário. Na vida pós-embrionária, as BMPs estão presentes nas fibras de colagénio da matriz óssea, nas células periosteais, nas células mesenquimais da medula óssea e nos dentes. Entre os vários factores que provocam o crescimento e a diferenciação das células ósseas, apenas as proteínas BMP podem dirigir e formar osso em condições in vitro e in vivo. As mutações nos genes BMP conduzem a várias anomalias esqueléticas. Por exemplo, as orelhas curtas nos ratos são causadas por um defeito no gene 5-BMP, e observou-se que nos ratos com orelhas curtas, o crescimento do comprimento do osso é reduzido e a quantidade de osteocalcina no soro, que é um dos sintomas definidores A formação óssea é considerada reduzida. Este facto mostra que a 5-BMP é importante para a formação óssea normal após o nascimento.

Tabela 4. Tipos de BMPs e seus nomes alternativos

Número da BMP	Outros nomes
BMP-2	BMP 2A
BMP- 3	Osteogenina
BMP- 3B	GDF 2B
BMP-4	BMP 2B
BMP-5	-
BMP-6	VGR 1
BMP-7	OP1
BMP-8	OP2
BMP-8B	OP3
BMP-9	-
BMP-10	-
BMP-11	GDF 11
BMP-12	GDF 7, CDMP 3
BMP-13	GDF 6, CDMP 2
BMP-14	GDF 5 CDMP1 MP52
BMP-15	-
BMP- 16	

Capítulo 23

Uma breve história das BMPs

Em 1965, o Dr. Marshall Urist foi pioneiro na ideia de substâncias que existem naturalmente no osso e que são responsáveis pela regeneração ativa e pela reparação de defeitos ósseos. Chamou a esta substância proteína morfogénica óssea (BMP). Estas proteínas podem ser extraídas dos ossos de diferentes tipos de mamíferos, como ratos, macacos, seres humanos, etc. Isto pode ser feito digerindo a matriz óssea mineralizada com colagenase bacteriana e dissolvendo o produto numa mistura de tampão de etileno e sal.

1965	**A descoberta de Marshall Urist de que a matriz óssea desmineralizada (DBM) pode induzir a formação óssea.**
1971	Urist desenvolve o conceito de Proteínas Morfogénicas Ósseas (BMPs)
1972	Hari Reddi e Huggins consideram que a indução óssea é uma cascata sequencial com várias etapas.
1981	Reddi e Kuber Sampath fazem a extração associada e a reconstituição da atividade da BMP para bioensaio.
1991	Os cirurgiões ortopédicos utilizam BMPs pela primeira vez quando a matriz óssea desmineralizada (DBM) está disponível para utilização comercial.
outubro de 2001	A FDA concede a aprovação da isenção de dispositivo humanitário (HDE) para Proteína osteogénica -1 (OP-1; rh BMP -7)
novemb ro de 2002	A FDA aprova o rh BMP 2 (INFUSE) para uma fusão da coluna vertebral de nível único.
abril de 2004	A FDA concede a aprovação HDE para o OP-1 putty para fusão espinal de revisão.
maio de 2004	A FDA aprova a rh BMP-2 (INFUSE) para o tratamento de fracturas agudas abertas da tíbia.

Efeito quimiotático das BMP:

Em 1996, Lind investigou os efeitos quimiotácticos das BMP-2-BMP-6 e BMP-4 em osteoblastos humanos e células de osteossarcoma humano. Concluiu que a 2-BMP em doses baixas aumenta a migração de ambos os tipos de células mencionados e que a 4-BMP e a BMP-6 não têm qualquer efeito na migração das células, pelo que, de acordo com as observações acima referidas, este investigador concluiu que a 2-BMP pode desempenhar um papel importante no aumento da quimiotacticidade dos osteoblastos indiferenciados durante os processos de reparação e remodelação óssea. De acordo com os estudos, foi determinado que a MP3 e a BMP4 têm um efeito quimiotático nos monócitos.

Capítulo 24

Receptores BMP

A maioria dos membros da grande família TGF-P

actuam através de complexos constituídos por dois tipos diferentes de receptores de serina (tirosina) quinase. Os receptores de tipo II são receptores que pesam 50-55 kilo Daltons, mas os receptores de tipo II têm um peso molecular superior a 75 kilo Daltons.

Estrutura dos receptores de TGF-P

Os receptores TGF-B de tipo I e II são ambos necessários para a transmissão de mensagens e, após a ligação do ligando aos receptores, formam um complexo heterogéneo ativado.

Cada um dos receptores de primeiro e segundo tipo tem 3 partes.

1- Domínios extracelulares curtos;

2- Domínios individuais que atravessam a largura da membrana sob a forma de uma ponte;

3- Domínios intracelulares nos quais se encontram regiões de serina (tirosina) quinase.

As serina (tirosina) quinases nos receptores de tipo I e II têm uma sequência de aminoácidos 41% específica. Os receptores de primeiro tipo têm um domínio (GS) antes do domínio da serina (tirosina cinase), que os receptores de segundo tipo não têm. O domínio GS desempenha um papel importante na transmissão da mensagem, o que distingue os receptores de primeiro tipo dos de segundo tipo.

Receptores BMP em mamíferos

incluem receptores de primeiro tipo (BMPR-I) e receptores de segundo tipo (BMPR-II), e os receptores de primeiro tipo em mamíferos incluem BMPR-IA e IB.

Receptores BMP de tipo I em mamíferos

Os receptores 4-BMP ligam-se a dois tipos diferentes de receptores de primeiro tipo na presença de receptores BMP de segundo tipo. Foi igualmente determinado que as 2-BMP, 5-GDF e 7-OP-1/BMP, para além de se ligarem a dois tipos de receptores BMP de tipo 1, também se ligam a um dos receptores de activina de tipo 1 (ACTR-I). Por conseguinte, os receptores BMPR-IB BMPR-IA podem ser receptores de tipo 1 das proteínas BMP, enquanto o recetor ACTR-I é comum às activinas e às BMP. Os BMPR-IB BMPR-IA são muito semelhantes, pelo que 84% das sequências do seu domínio cinase são semelhantes, enquanto o ACTR-I tem 62% de semelhança de aminoácidos com os BMPR-IB BMPR-IA.

Receptores BMP de tipo II em mamíferos

Diferentes tipos de proteínas BMP, incluindo a 2-BMP-BMP-4, a 7-BMP e a 5-GDF, ligam-se aos receptores BMP de tipo II, mas não se observou que a activina-A se ligasse a eles. Recentemente, foi demonstrado que, para além das activinas, a 7-BMP e a 5-GDF também se ligam aos receptores de activina de tipo II (ACTR-II).

Ativação de BMP nos músculos

Em 1991, Huriska preparou discos com uma mistura de 1 mg de BMP e 1,5 mg de colagénio e colocou-os sob o tecido conjuntivo do músculo rectus abdominis de ratos, tendo colocado albumina de soro bovino no grupo de controlo. O estudo histológico do local onde a BMP foi aplicada mostrou que havia um depósito mineral e depois cartilagem e osso no 14° dia, mas não se formou cartilagem ou osso na amostra de controlo. Horisaka também extraiu BMP do osso desmineralizado da vaca e utilizou-o juntamente com colagénio tipo 1 sob a pele da zona do peito do rato e estudou a histologia do local de trabalho após alguns dias. Verificou-se um aumento da quantidade de cálcio e um aumento da atividade da fosfatase alcalina. Em 1996, Aspenberg observou o fenómeno de ossificação em apenas metade das amostras utilizando 0, 10, 40 e 200 microgramas de 2-rhBMP juntamente com discos de colagénio de tipo I em músculos de macaco e concluiu que, provavelmente, são muito poucas as células de macaco que respondem às 2-BMP.

Função das BMP no osso

Johnson foi a primeira pessoa a investigar o efeito terapêutico das BMP. Em 12 doentes que sofriam de fracturas não unidas da coxa, utilizou BMP humanas, que eram um suporte de cápsulas de gelatina ou ácido poli-lático, ácido poliglicólico, e aplicou-as no local da fratura dos doentes. Durante este estudo, verificou-se que, em 11 dos 12 casos, as fracturas foram reparadas nas fases iniciais em resposta à utilização de BMP. Em primeiro lugar, Wang isolou pela primeira vez BMPs de ossos de vaca e separou-as em 3 polipéptidos com pesos moleculares de 16, 18 e 30 kDa, que mais tarde foram designados por 3-BMP1. Depois, Wazni conseguiu separar 9 grupos de proteínas da família BMP e chamou-lhes 9-1-BMP. A 7-RhBMP é considerada a primeira proteína na ossificação humana. Primeiro, em 1986, ao criar uma fratura ao longo do comprimento da clavícula de cães com um tamanho de 2 vezes o diâmetro do osso e ao aplicar 100 mg de BMP no local, observou que até 4 semanas. Após a operação, forma-se um calo ósseo no local e a cartilagem preenche o local, da quarta à oitava semana, a cartilagem transforma-se em osso esponjoso e, após 8 semanas, aparecem no local células da medula óssea e placas ósseas densas e, na 12ª semana, a ligação está completamente estabelecida no local das duas cabeças da fratura. Concluiu que, provavelmente, as

BMP provocam a diferenciação das células do tecido conjuntivo perivascular em condroblastos e células geradoras de osso, causando assim a reparação óssea.

Em 1991, Horisaka preparou a BMP a partir de ossos de vaca e fixou-a à hidroxiapatite em condições de vácuo. Depois, no grupo experimental, utilizou este composto no periósteo do osso da calvária do crânio de ratos Spragiodavi (SD), mas nas amostras de controlo utilizou apenas hidroxiapatite. Nas amostras do grupo experimental, após 7 dias, observou-se cartilagem e depois osso no local de cultura da BMP e da hidroxiapatita, e após 28 dias, o novo osso estava completamente ligado ao osso do crânio. Nas amostras em que foi utilizada apenas a hidroxiapatite, observou-se novo osso cerca de 56 dias após a aplicação da hidroxiapatite.

Em 1996, Bostrom investigou o efeito reparador de 5 concentrações de 2-BMP numa fratura de 2 cm de comprimento na clavícula de 50 coelhos brancos da Nova Zelândia através de testes radiográficos, histológicos e biomecânicos e concluiu que se verificou uma consolidação óssea em 100% dos casos em que foram utilizados níveis elevados de 2-hBMP. Enquanto apenas 50% das amostras que utilizaram uma quantidade baixa de 2-hBMP foram reparadas.

Em 1998, ao criar uma fratura de 2 cm na omoplata de cães, aplicou ácido poli DL-lático-co-glicólico (PLCA) juntamente com 2-rhBMP, e no grupo de controlo, sem utilizar esta proteína, e até à 16ª semana, após a operação, examinou a reparação no local da fratura através da preparação de imagens de raios X consecutivas. Utilizou três quantidades de 2-rhBMP, que foram 40 microgramas, 160 microgramas e 640 microgramas. Iteh observou que foi criado osso novo nas três dosagens e que a cicatrização ocorreu na 12ª semana, mas na amostra de 40 microgramas, a ligação óssea no bordo da fratura foi mais completa do que nas outras, mas no grupo de controlo não foi observada qualquer cicatrização até à 12ª semana. Por conseguinte, Etoh concluiu que a combinação de PLGA e 2-rhBMP pode ser utilizada como material de enxerto para a reparação de fracturas em cães. Takova demonstrou, durante estudos laboratoriais, que as 2-BMP, 7,4,3 podem estimular a atividade da fosfatase alcalina e construir colagénio, e demonstrou brevemente o efeito das BMP em condições laboratoriais.

Em 2003, Arosarena e Collins investigaram a reparação de defeitos ósseos em ratos Aspergillus por 5-BMP e 1-PGE: O número de ratos estudados foi de 29, e foram criados defeitos ósseos bilateralmente no tronco da mandíbula (maxilar inferior). No gelo resultante, a 1-PGE e a 5-BMP foram utilizadas isoladamente ou em combinação com ácido poliláctico (PLA) e cimento de hidroxiapatite. Após a avaliação histológica, estes investigadores concluíram que a combinação de BMP e cimento de hidroxiapatite conduz a uma maior formação óssea e a uma menor formação de tecido fibrótico.

A 1-PGE levou à deposição de material ósseo semelhante a osteoide, o que mostra o potencial deste material para a formação óssea retardada. Ashinoff e seus colegas, em 2004, investigaram o efeito da terapia genética BMP-2 para osteodistração mandibular num modelo de rato. Neste estudo, os genes 2-BMP foram transportados por adenovírus (2-Adbmp). Neste estudo, Eshinov concluiu que as 2-BMP podem aumentar a deposição óssea no local, reduzir o tempo de cicatrização em casos de má cicatrização, como em casos de radiação, e causar uma melhor formação óssea na osteogénese de distração.

Referências

1. Giudice *et al.* Pode a gestão cirúrgica melhorar a resolução da osteonecrose do maxilar relacionada com medicamentos em fases iniciais? Um estudo de coorte prospetivo, J. Oral Maxillofac. Surg. (2020)
2. Schulz *et al.* Hematopoietic stem cell transplantation, a curative approach in infantile osteopetrosis, Bone, (2023)
3. A.D. Calder *et al.* Imaging in osteopetrosis, Bone, (2022)
4. Palla *et al.* Comparando a resposta cirúrgica da osteonecrose dos maxilares relacionada com bisfosfonatos versus osteonecrose dos maxilares relacionada com denosumab, J. Oral Maxillofac. Surg. (2021)
5. B.C. Jones *et al.* O índice de porosidade derivado da RMN está associado à rigidez de todo o osso e à densidade mineral em fémures de cadáveres humanos, Bone, (2021)
6. Base biológica da resistência óssea: anatomia, fisiologia e medição, J. Musculoskelet. Neuronal Interact, 20 (3) (2020), pp. 347-371
7. Sobacchi *et al.* Osteopetrose pobre em osteoclastos, Bone, (2022)
8. C.M. Andreasen, J.M. Delaisse, B.C. van der Eerden, J.P. van Leeuwen, M. Ding, T.L. Andersen
9. C.S. Rajapakse *et al.* Avaliação da força do fémur proximal com base na RMN em comparação com os testes mecânicos, Bone, (2020)
10. D.C. Ilas, T.G. Baboolal, S.M. Churchman, W.G. Jones, P.V. Giannoudis, H.J. Bühring, *et al.* O compromisso osteogénico das células estromais da medula óssea (BMSCs) CD271+CD56+ no osso da cabeça do fémur osteoartrítico, Sci. Rep., 10 (1) (2020), p. 11145
11. Canalis *et al.* Os oligonucleótidos anti-sentido que visam Notch2 melhoram o fenótipo osteopénico num modelo de rato da síndrome de Hajdu-Cheney, J. Biol. Chem. (2020)

12. E. Canalis, The skeleton of lateral meningocele syndrome, Front. Genet. (2020)
13. J. Brun, C.M. Andreasen, C. Ejersted, T.L. Andersen, J. Caverzasio, C. Thouverey, A sinalização do recetor PDGF em células da linhagem de osteoblastos controla a reabsorção óssea através da regulação positiva da expressão de Csf1, J. Bone Miner. Res., 35 (12) (2020), pp. 2458-2469
14. J. Liu *et al.* State of the art in osteoporosis risk assessment and treatment, J. Endocrinol. Investig. (2019)
15. J.A. Pena *et al.* Dose-efficient assessment of trabecular microstructure using ultra-high-resolution photon-counting CT, Z. Med. Phys. (2022)
16. JC Ye, ressonância magnética de deteção comprimida: uma revisão da perspetiva do processamento de sinais, BMC Biomed. Eng. (2019)
17. J.D. Hald *et al.* Pycnodysostosis in children and adults, Bone, (2023)
18. J.M. Delaisse, *et al.* A atividade catabólica das células da linhagem dos osteoblastos contribui para a reabsorção óssea osteoclástica in vitro, J. Cell Sci., 132 (10) (2019)
19. J.M. Delaisse, T.L. Andersen, H.B. Kristensen, P.R. Jensen, C.M. Andreasen, K. Søe Repensar o mecanismo do ciclo de remodelação óssea e a origem da perda óssea, Bone, 141 (2020), Artigo 115628
20. J.-M. Delaisse, T.L. Andersen, H.B. Kristensen, P.R. Jensen, Mechanism reversing bone resorption to formation during bone remodeling, H.E. Takahashi, D.B. Burr, N. Yamamoto (Eds.), Osteoporotic Fracture and Systemic Skeletal Disorders: Mechanism, Assessment, and Treatment, Springer Singapore, Singapura (2022), pp. 89-99
21. L.E. Polgreen *et al.* Autosomal dominant osteopetrosis, Bone. (2023)

22. M. Sayilekshmy, R.B. Hansen, J.M. Delaisse, L. Rolighed, T.L. Andersen, A.M. Heegaard, A inervação é maior acima das superfícies de remodelação óssea e nos poros corticais no osso humano: lições de pacientes com hiperparatiroidismo primário, Sci. Rep., 9 (1) (2019), p. 5361
23. M.P. Whyte, Deficiência de anidrase carbónica II, Osso, (2023)
24. N. Sollmann *et al.* Imagens quantitativas da osteoporose na coluna vertebral e no fémur baseadas em RM, J. Magn. Reson. Imaging, (2021)
25. N.H. Hart, R.U. Newton, J. Tan, T. Rantalainen, P. Chivers, A. Siafarikas, *et al.*
26. N.P. Pillai *et al.* Fenótipo - osteopetrose autossómica recessiva, Bone, (2022)
27. O. Şahin *et al.* Comparação dos resultados de análises radiográficas e de dimensão fractal em radiografias panorâmicas de pacientes com osteonecrose dos maxilares em fase inicial e em fase avançada relacionada com medicamentos, Oral Surg, Oral Med. Oral Pathol. Oral Radiol. (2019)
28. R. Lehal *et al.* Pharmacological disruption of the Notch transcription fator complex, Proc. Natl. Acad. Sci. U. S. A. (2020)
29. S. Birks, G. Uzer, No envelope nuclear da mecanobiologia óssea, Bone., 151 (2021), Artigo 116023
30. S. Jo, J.K. Lee, J. Han, B. Lee, S. Kang, K.T. Hwang, *et al.* Identificação e caraterização de células derivadas do osso humano, Biochem. Biophys. Res. Commun., 495 (1) (2018), pp. 1257-1263
31. S. Unger *et al.* The nosology of genetic skeletal disorders: 2023 revision, Am. J. Med. Genet. A, (2023)

32. S.L. Ruggiero *et al.* Documento de posição da Associação Americana de Cirurgiões Orais e Maxilofaciais sobre osteonecrose dos maxilares relacionada com medicamentos - atualização de 2022, J. Oral Maxillofac. Surg. (2022)
33. T. Mizuno *et al.* Aspectos clínicos e genéticos do CADASIL, Front. Aging Neurosci. (2020)
34. T. Stauber *et al.* CLCN7, um gene partilhado pela osteopetrose autossómica recessiva e autossómica dominante, Bone, (2023)
35. T.L. Andersen, P.R. Jensen, T.T. Sikjaer, L. Rejnmark, C. Ejersted, J.M. Delaisse, A critical role of the bone marrow envelope in human bone remodeling, J. Bone Miner. Res., 38 (6) (2023), pp. 918-928
36. X.G. Borggaard, M.H. Nielsen, J.M. Delaisse, C.M. Andreasen, T.L. Andersen, Spatial Organization of Osteoclastic Coupling Factors and Their Receptors at Human Bone Remodeling Sites, Front. Mol. Biosci., 9 (2022), Artigo 896841
37. K. Shafi, F. Lovecchio, M. Sava, M. Steinhaus, A. Samuel, E. Carter, D. Lebl, J. Farmer, C. Raggio
38. Complicações e revisões após cirurgia da coluna vertebral em doentes com displasia esquelética: melhorámos? Glob. Spine J., 13 (2) (2021), pp. 268-275
39. Paganini, C. Gramegna Tota, L. Monti, I. Monti, A. Maurizi, M. Capulli, M. Bourmaud, A. Teti, M. Cohen-Solal, S. Villani, A. Forlino, A. Superti-Furga, A. Rossi Melhoria do fenótipo esquelético num modelo de ratinho de displasia diastásica após tratamento pós-natal com N-acetilcisteína, Biochem. Pharmacol, 185 (2021)
40. Zheng, X. Lin, X. Xu, C. Wang, J. Zhou, B. Gao, J. Fan, W. Lu, Y. Hu, Q. Jie, Z. Luo, L. Yang Suprimir a sobreactivação dependente de UPR

da sinalização FGFR3 melhora as condrodisplasias deficientes em SLC26A2, Ebio Medicine, 40 (2019), pp. 695-709

41. Kakkis, D. Marsden, Urinary glycosaminoglycans as a potential biomarker for evaluating treatment efficacy in subjects with mucopolysaccharidoses, Mol. Genet. Metab., 130 (1) (2020), pp. 7-15

42. Hendrickx, T. Danyukova, A. Baranowsky, T. Rolvien, A. Angermann, M. Schweizer, J. Keller, J. Schröder, C. Meyer-Schwesinger, N. Muschol, C. Paganini, A. Rossi, M. Amling, S. Pohl, T. Schinke, Enzyme replacement therapy in mice lacking arylsulfatase B targets bone-remodeling cells, but not chondrocytes, Hum. Mol. Genet., 29 (5) (2020), pp. 803-816

43. R.F. Coghlan, R.C. Olney, B.A. Boston, D.T. Coleman, B. Johnstone, W.A. Horton, Norms for clinical use of CXM, a real-time marker of height velocity, J. Clin. Endocrinol. Metab., 106 (1) (2021)

44. R.S. Carroll, R.C. Olney, A.L. Duker, R.F. Coghlan, W.G. Mackenzie, C.P. Ditro, C.J. Brown, D.A. O'Connell, W.A. Horton, B. Johnstone, E.A. Espiner, T.C.R. Prickett, M.B. Bober, Collagen X marker levels are decreased in individuals with achondroplasia, Calcif. Tissue Int., 111 (1) (2022), pp. 66-72

45. L.E. Nicol, R.F. Coghlan, D. Cuthbertson, S.C.S. Nagamani, B. Lee, R.C. Olney, W. Horton, E. Orwoll, Alterações de um marcador sérico de colagénio X em crianças em crescimento com osteogénese imperfeita, Bone, 149 (2021)

46. A. Guasto, J. Dubail, S. Aguilera-Albesa, C. Paganini, C. Vanhulle, W. Haouari, N. Gorría-Redondo, E. Aznal-Sainz, N. Boddaert, L. Planas-Serra, A. Schlüter, V. Vélez-Santamaría, E. Verdura, A. Bruneel, A. Rossi, C. Huber, A. Pujol, V. Cormier-Daire, variantes bialélicas em

SLC35B2 causam uma nova condrodisplasia com leucodistrofia de hipomielinização, Brain, 145 (10) (2022), pp. 3711-3722
47. A. Gramegna Tota, B. Valenti, A. Forlino, A. Rossi, C. Paganini, Phenotypic characterization of immortalized chondrocytes from a desbuquois dysplasia type 1 mouse model: a tool for studying defects in glycosaminoglycan biosynthesis, Int. J. Mol. Sci., 22 (17) (2021)
48. Z.M. Working, E.R. Morris, J.C. Chang, R.F. Coghlan, B. Johnstone, T. Miclau, W.A. Horton, C.S. Bahney, Um biomarcador sérico quantitativo de colagénio X circulante correlaciona-se eficazmente com a consolidação de fracturas endocondrais, J. Orthop. Res., 39 (1) (2021), pp. 53-62
49. M.L. Chan, Y. Qi, K. Larimore, A. Cherukuri, L. Seid, K. Jayaram, G. Jeha, E. Fisheleva, J. Day, A. Huntsman-Labed, R. Savarirayan, M. Irving, C.A. Bacino, J. Hoover-Fong, K. Ozono, K. Mohnike, W.R. Wilcox, W.A. Horton, J. Henshaw, Pharmacokinetics and exposure-response of vosoritide in children with achondroplasia, Clin. Pharmacokinet, 61 (2) (2022), pp. 263-280
50. K. Shafi, F. Lovecchio, M. Sava, M. Steinhaus, A. Samuel, E. Carter, D. Lebl, J. Farmer, C. Raggio Complicações e revisões após cirurgia da coluna vertebral em doentes com displasia esquelética: melhorámos? Glob. Spine J., 13 (2) (2021), pp. 268-275
51. C. Paganini, C. Gramegna Tota, L. Monti, I. Monti, A. Maurizi, M. Capulli, M. Bourmaud, A. Teti, M. Cohen-Solal, S. Villani, A. Forlino, A. Superti-Furga, A. Rossi, Improvement of the skeletal phenotype in a mouse model of diastrophic dysplasia after postnatal treatment with N-acetylcysteine, Biochem. Pharmacol, 185 (2021)
52. C. Zheng, X. Lin, X. Xu, C. Wang, J. Zhou, B. Gao, J. Fan, W. Lu, Y. Hu, Q. Jie, Z. Luo, L. Yang, Suprimir a sobreactivação dependente de

UPR da sinalização FGFR3 melhora as condrodisplasias deficientes em SLC26A2, EBioMedicine, 40 (2019), pp. 695-709

53. Kakkis, D. Marsden, Urinary glycosaminoglycans as a potential biomarker for evaluating treatment efficacy in subjects with mucopolysaccharidoses, Mol. Genet. Metab., 130 (1) (2020), pp. 7-15
54. Hendrickx, T. Danyukova, A. Baranowsky, T. Rolvien, A. Angermann, M. Schweizer, J. Keller, J. Schröder, C. Meyer-Schwesinger, N. Muschol, C. Paganini, A. Rossi, M. Amling, S. Pohl, T. Schinke, Enzyme replacement therapy in mice lacking arylsulfatase B targets bone-remodeling cells, but not chondrocytes, Hum. Mol. Genet., 29 (5) (2020), pp. 803-816
55. R.F. Coghlan, R.C. Olney, B.A. Boston, D.T. Coleman, B. Johnstone, W.A. Horton, Norms for clinical use of CXM, a real-time marker of height velocity, J. Clin. Endocrinol. Metab., 106 (1) (2021)
56. R.S. Carroll, R.C. Olney, A.L. Duker, R.F. Coghlan, W.G. Mackenzie, C.P. Ditro, C.J. Brown, D.A. O'Connell, W.A. Horton, B. Johnstone, E.A. Espiner, T.C.R. Prickett, M.B. Bober, Collagen X marker levels are decreased in individuals with achondroplasia, Calcif. Tissue Int., 111 (1) (2022), pp. 66-72
57. L.E. Nicol, R.F. Coghlan, D. Cuthbertson, S.C.S. Nagamani, B. Lee, R.C. Olney, W. Horton, E. Orwoll, Alterações de um marcador sérico de colagénio X em crianças em crescimento com osteogénese imperfeita, Bone, 149 (2021)
58. A. Guasto, J. Dubail, S. Aguilera-Albesa, C. Paganini, C. Vanhulle, W. Haouari, N. Gorría-Redondo, E. Aznal-Sainz, N. Boddaert, L. Planas-Serra, A. Schlüter, V. Vélez-Santamaría, E. Verdura, A. Bruneel, A. Rossi, C. Huber, A. Pujol, V. Cormier-Daire, variantes bialélicas em

SLC35B2 causam uma nova condrodisplasia com leucodistrofia hipomielinizante, Brain, 145 (10) (2022), pp. 3711-3722

59. A. Gramegna Tota, B. Valenti, A. Forlino, A. Rossi, C. Paganini, Phenotypic characterization of immortalized chondrocytes from a desbuquois dysplasia type 1 mouse model: a tool for studying defects in glycosaminoglycan biosynthesis, Int. J. Mol. Sci., 22 (17) (2021)
60. Z.M. Working, E.R. Morris, J.C. Chang, R.F. Coghlan, B. Johnstone, T. Miclau, W.A. Horton, C.S. Bahney, Um biomarcador sérico quantitativo de colagénio X circulante correlaciona-se eficazmente com a consolidação de fracturas endocondrais, J. Orthop. Res., 39 (1) (2021), pp. 53-62
61. M.L. Chan, Y. Qi, K. Larimore, A. Cherukuri, L. Seid, K. Jayaram, G. Jeha, E. Fisheleva, J. Day, A. Huntsman-Labed, R. Savarirayan, M. Irving, C.A. Bacino, J. Hoover-Fong, K. Ozono, K. Mohnike, W.R. Wilcox, W.A. Horton, J. Henshaw, Pharmacokinetics and exposure-response of vosoritide in children with achondroplasia, Clin. Pharmacokinet, 61 (2) (2022), pp. 263-280
62. E. Mornet, A. Taillandier, C. Domingues, A. Dufour, E. Benaloun, N. Lavaud, F. Wallon, N. Rousseau, C. Charle, M. Guberto, C. Muti, B. Simon-Bouy, Hypophosphatasia: a genetic-based nosology and new insights in genotype-phenotype correlation, Eur. J. Hum. Genet., 29 (2) (2021), pp. 289-299
63. J.M. Villa-Suárez, C. García-Fontana, F. Andújar-Vera, S. González-Salvatierra, T. de Haro-Muñoz, V. Contreras-Bolívar, B. García-Fontana, M. Muñoz-Torres, Hypophosphatasia: a unique disorder of bone mineralization, Int. J. Mol. Sci., 22 (9) (2021), p. 4303
64. L. Seefried, K. Dahir, A. Petryk, W. Högler, A. Linglart, G.Á. Martos-Moreno, K. Ozono, S. Fang, C. Rockman-Greenberg, P.S. Kishnani,

Carga de doença em adultos com hipofosfatasia: dados do Registo Global de Pacientes com Hipofosfatasia, J. Bone Miner. Res., 35 (11) (2020), pp. 2171-2178

65. S. Tournis, M.P. Yavropoulou, S.A. Polyzos, A. Doulgeraki, Hipofosfatasia, J. Clin. Med., 10 (23) (2021), p. 5676

66. J.P. Salles, Hipofosfatasia: aspectos biológicos e clínicos, caminhos para a terapia, Clin. Biochem. Rev., 41 (1) (2020), pp. 13-27

67. M.P. Whyte, J.H. Simmons, S. Moseley, K.P. Fujita, N. Bishop, N.J. Salman, J. Taylor, D. Phillips, M. McGinn, W.H. McAlister, Asfotase alfa para bebés e crianças pequenas com hipofosfatasia: resultados de 7 anos de um ensaio de extensão de fase 2 de braço único e aberto [com apêndice suplementar], Lancet Diabetes Endocrinol, 7 (2) (2019), pp. 93-105

68. C.E. Hofmann, P. Harmatz, J. Vockley, W. Hogler, H. Nakayama, N. Bishop, G.A. Martos-Moreno, S. Moseley, K.P. Fujita, J. Liese, C. Rockman-Greenberg, Efficacy and safety of asfotase alfa in infants and young children with hypophosphatasia: a phase 2 open-label study, J. Clin. Endocrinol. Metab., 104 (7) (2019), pp. 2735-2747

69. Strensiq [Resumo das Características do Medicamento], Alexion Europe, Levollois-Perret, França (2020), W. Högler, C. Langman, H.G. da Silva, S. Fang, A. Linglart, K. Ozono, A. Petryk, C. Rockman-Greenberg, L. Seefried, P. Kishnani, O atraso no diagnóstico é comum entre os pacientes com hipofosfatasia: resultados iniciais de um registo longitudinal, prospetivo e global, BMC Musculoskelet. Disord., 20 (1) (2019), p. 80

70. P.S. Kishnani, C. Rockman-Greenberg, F. Rauch, M.T. Bhatti, S. Moseley, A.E. Denker, E. Watsky, M.P. Whyte, Cinco anos de eficácia

e segurança da terapia com asfotase alfa para adultos e adolescentes com hipofosfatasia, Bone, 121 (2019), pp. 149-162

71. Genest, D. Rak, A. Petryk, L. Seefried, Função física e qualidade de vida relacionada com a saúde em adultos tratados com as fotase alfa para hipofosfatasia de início pediátrico, J. Bone Miner. Res., 4 (9) (2020), Artigo e10395
72. L. Seefried, D. Rak, A. Petryk, F. Genest, Turnover ósseo e metabolismo mineral em pacientes adultos com hipofosfatasia tratados com asfotase alfa, Osteoporos. Int., 32 (12) (2021), pp. 2505-2513
73. W.J. Pan, R. Pradhan, R. Pelto, L. Seefried, Pharmacokinetics of asfotase alfa in adult patients with pediatric-onset hypophosphatasia, J. Clin. Pharmacol, 61 (10) (2021), pp. 1334-1343
74. Z. Shajani-Yi, N. Ayala-Lopez, M. Black, K.M. Dahir, a fosfoetanolamina na urina é um biomarcador específico para hipofosfatasia em adultos, Bone, 163 (2022), Artigo 116504
75. D. Phillips, I.C. Tomazos, S. Moseley, G. L'Italien, H. Gomes Da Silva, S. Lerma Lara, Fiabilidade e validade do teste de caminhada de 6 minutos na hipofosfatasia, JBMR Plus., 3 (6) (2019), Artigo e10131
76. L. Seefried, K. Dahir, A. Petryk, W. Högler, A. Linglart, G.Á. Martos-Moreno, K. Ozono, S. Fang, C. Rockman-Greenberg, P.S. Kishnani, Carga de doença em adultos com hipofosfatasia: dados do registo global de doentes com hipofosfatasia, J. Bone Miner. Res., 35 (11) (2020), pp. 2171-2178
77. H. Haase, S. Ellinger, J. Linseisen, M. Neuhäuser-Berthold, M. Richter, Revised D-A-CH-reference values for the intake of zinc, J. Trace Elem. Med. Biol., 1 (61) (2020 de setembro), Artigo 126536

78. L. Maxfield, S. Shukla, J.S. Crane, Zinc Deficiency. StatPearls [Internet] [Internet], StatPearls Publishing, Treasure Island (FL) (2022)
79. A. Sanna, D. Firinu, P. Zavattari, P. Valera, Status de zinco e autoimunidade: uma revisão sistemática e meta-análise, Nutrientes. MDPI, 10 (1) (2018), p. 68
80. K. Kuehn, A. Hahn, L. Seefried, Ingestão de minerais e sintomas clínicos em pacientes adultos com hipofosfatasia, J. Clin. Endocrinol. Metab., 105 (8) (2020 agosto 1), Artigo dgaa324
81. K. Makris, C. Mousa, E. Cavalier, Alkaline phosphatases: biochemistry, functions, and measurement, Calcif. Tissue Int., 112 (2) (2023 Fev 1), pp. 233-242
82. R.L. Siegel, K.D. Miller, A. Jemal, Estatísticas do cancro, 2020, CA Cancer J. Clin., 70 (2020), pp. 7-30,
83. F.C. Cackowski, E.I. Heath, Prostate cancer dormancy and recurrence, Cancer Lett., 524 (2022), pp. 103-108
84. B. Sai, J. Xiang, Disseminated tumor cells in the bone marrow are the source of cancer relapse after therapy, J. Cell. Mol. Med., 22 (2018), pp. 5776-5786,
85. P. Cornford, R.C.N. van den Bergh, E. Briers, T.Van den Broeck, M.G. Cumberbatch, M.De Santis, S. Fanti, N. Fossati, G. Gandaglia, S. Gillessen, N. Grivas, J. Grummet, A.M. Henry, T.H. van der Kwast, T.B. Lam, M. Lardas, M. Liew, M.D. Mason, L. Moris, D.E. Oprea-Lager, H.G. van der Poel, O. Rouvière, I.G. Schoots, D. Tilki, T. Wiegel, P.-P.M. Willemse, N. Mottet, Directrizes EAU-EANM-ESTRO-ESUR-SIOG sobre o cancro da próstata. Atualização da Parte II-2020: tratamento do cancro da próstata recidivante e metastático, European Urology, 79 (2021), pp. 263-282,

86. T.J. Kim, K.C. Koo, Fisiopatologia da perda óssea em pacientes com câncer de próstata recebendo terapia de privação de andrógenos e modificações no estilo de vida para o gerenciamento da saúde óssea: uma revisão abrangente, Cancros, 12 (2020), p. 1529,
87. Z. Yang, Z. Yue, X. Ma, Z. Xu, Calcium homeostasis: a potentially vicious cycle of bone metastasis in breast cancers, Front. Oncol, 10 (2020), p. 293,
88. M.R. Smith, S. Halabi, C.J. Ryan, A. Hussain, N. Vogelzang, W. Stadler, R.J. Hauke, J.P. Monk, P. Saylor, N. Bhoopalam, F. Saad, B. Sanford, W.K. Kelly, M. Morris, E.J. Pequeno ensaio aleatório controlado de ácido zoledrónico precoce em homens com cancro da próstata sensível à castração e metástases ósseas: resultados do CALGB 90202 (Alliance), JCO, 32 (2014), pp. 1143-1150,
89. T. Lange, T.R. Samatov, V.V. Galatenko, P. Steffen, H. von Kriegstein, T. Spethmann, D. Wicklein, H. Maar, K. Kupfernagel, V. Labitzky, S. Hanika, S. Starzonek, A.-K. Ahlers, K. Riecken, R. Simon, A. Polonski, G. Sauter, T. Schlomm, H. Huland, S.A. Johnsen, H. Schlüter, A.G. Tonevitsky, U. Schumacher, mRNA/miR derivado de xenoenxerto e redes de interação de proteínas de disseminação sistémica no cancro da próstata humano, Eur. J. Cancer, 137 (2020), pp. 93-107,
90. Shahoon H., Bone and bone substitutes (Livro). ISBN:978-964-6120-82-2
91. B. Hoffmann, T. Lange, V. Labitzky, K. Riecken, A. Wree, U. Schumacher, G. Wedemann
92. O enxerto inicial de células tumorais é fundamental para o futuro padrão de crescimento: um estudo matemático baseado em simulações e experiências com animais, BMC Cancer, 20 (2020), p. 524

93. L. Hänel, T. Gosau, H. Maar, U. Valentiner, U. Schumacher, K. Riecken, S. Windhorst, N.-O. Hansen, L. Heikaus, M. Wurlitzer, I. Nolte, H. Schlüter, T. Lange, Análise diferencial de proteoma de tumores primários de xenoenxerto de neuroblastoma humano e metástases distantes espontâneas correspondentes, Sci. Rep., 8 (2018), p. 13986
94. T. Lange, S.J. Oh-Hohenhorst, S.A. Joosse, K. Pantel, O. Hahn, T. Gosau, S.A. Dyshlovoy, J. Wellbrock, S. Feldhaus, H. Maar, R. Gehrcke, M. Kluth, R. Simon, T. Schlomm, H. Huland, U. Schumacher, Desenvolvimento e caraterização de um modelo de xenoenxerto espontaneamente metastático derivado de paciente de câncer de próstata humano, Sci. Rep., 8 (2018), p. 17535,
95. N.P. du Sert, V. Hurst, A. Ahluwalia, S. Alam, M.T. Avey, M. Baker, W.J. Browne, A. Clark, I.C. Cuthill, U. Dirnagl, M. Emerson, P. Garner, S.T. Holgate, D.W. Howells, N.A. Karp, S.E. Lazic, K. Lidster, C.J. MacCallum, M. Macleod, E.J. Pearl, O.H. Petersen, F. Rawle, P. Reynolds, K. Rooney, E.S. Sena, S.D. Silberberg, T. Steckler, H. Würbel, The ARRIVE guidelines 2.0: updated guidelines for reporting animal research, PLoS Biol, 18 (2020), Artigo e3000410,
96. V. Labitzky, A. Baranowsky, H. Maar, S. Hanika, S. Starzonek, A.-K. Ahlers, K. Stübke, E.J. Koziolek, M. Heine, P. Schäfer, S. Windhorst, M. Jücker, K. Riecken, M. Amling, T. Schinke, U. Schumacher, U. Valentiner, T. Lange, Modelagem da formação espontânea de metástases ósseas de xenoenxertos de tumores humanos sólidos em camundongos, Cancers, 12 (2020), p. 385
97. T.A. Yorgan, T. Rolvien, J. Stürznickel, N. Vollersen, F. Lange, W. Zhao, A. Baranowsky, L. Rosenthal, I. Hermans-Borgmeyer, A. Sharaf, M. Karsak, J.-P. David, R. Oheim, M. Amling, T. Schinke, Os

ratos portadores de uma mutação R235W ubíqua de wnt1 apresentam um fenótipo específico do osso, J. Bone Miner. Res., 35 (2020), pp. 1726-1737

98. W. Zhang, W. Fan, S. Rachagani, Z. Zhou, S.M. Lele, S.K. Batra, J.C. Garrison, Estudo comparativo de modelos de ratinhos subcutâneos e ortotópicos de cancro da próstata: perfusão vascular, densidade da vasculatura, carga hipóxica e eficácia do BB2r, Sci. Rep., 9 (2019), p. 11117

99. S Javanmard Barbin, et al., The Relationship between Mental and Physical Health Status with Knowledge, Attitudes and Practice about Covid-19 Virus among the Medical Science Students of Urmia Islamic Azad University, Eurasian Journal of Chemical, Medicinal and Petroleum Research, 2024, 2 (2), 60-68

100. M Shojaei, The Effects of esreradiol on leptin and other factors, Eurasian Journal of Chemical, Medicinal and Petroleum Research, 2024, 3 (1), 131-141

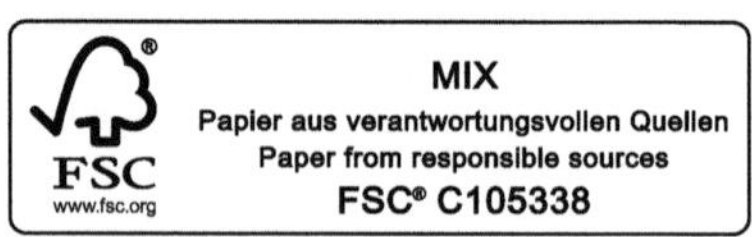

Printed by Books on Demand GmbH, Norderstedt / Germany